子どもの発育発達と健康

青柳 領【著】
AOYAGI Osamu

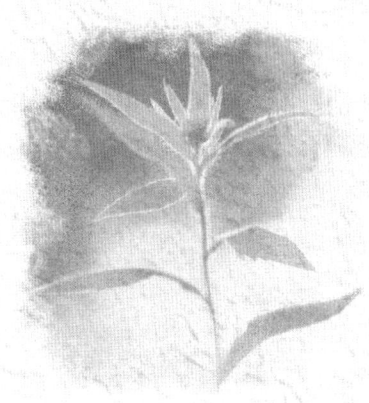

ナカニシヤ出版

まえがき

　本書は福岡大学スポーツ科学部2年次生対象の「発育発達老化」及び「生涯スポーツ論」のテキストとして書かれたものである。内容は，受精から老化までの人間のライフステージに伴う身体の発育と機能発達の変化をまとめ，さらに生活習慣病を中心とした現代の健康問題についてもふれている。

　人間の発育発達部分の中核をなす，幼児の運動能力や運動能力の構造に関する内容は，筆者が大学院（筑波大学体育科学研究科）在籍中に学んだ内容が大部分を占めている。基本的な発育発達研究の方法論，パフォーマンスからの運動能力の推定の統計学的モデル，調整力からの幼児の運動能力の意味づけ，運動能力構造の変化の理論的背景など，そのほとんどは当時指導教官であった松浦義行先生によるものである。同時に，研究室の先輩及び後輩の諸氏からのアドバイス・教えも多く含まれている。また，著書内に列挙された幼児の運動能力の基礎統計値は，研究室の協力のもとで行われた1200名におよぶ幼児の測定値をもとに算出されたものである。ここに感謝の意を表したい。

　そして，身体組成や骨格を中心とした形態の発育に関しては，福岡大学大学院博士課程前期生対象の「発育発達特論」での英文文献の輪読の成果によるところが大きい。特に，身体組成，受精から誕生までの胎児の発育，基本的な発育発達研究の方法論，フォームからの幼児の運動能力の評価はマリーナ（Malina）からの知見を多く利用している。加えて，形態発育全般に関しては高石昌弘・樋口満・小島武次各氏のまとめた成果を参考にしている。

　また，生活習慣病，喫煙・飲酒など健康問題に関しては，3年ゼミ生対象の「スポーツ科学演習」での輪読の成果を多く引用している。ここでは，戎利光氏，戎弘志氏，大国真彦氏，民秋言・穐丸武臣両氏の出版物が教材として用いられ，本書でも多く引用されている。他にも，老化に関しては藤本大三郎氏からの知見が多い。その旨を記し，ここに感謝を申し上げたい。

　健康問題に関しては，筆者よりも専門的な先生方がいらっしゃるにもかかわらず，恥を省みず執筆させていただいた。それは以下の理由からである。

　まず，最近，大学キャンパス内で喫煙はかなり制限されてきているが，それでも喫煙している学生は多い。そばを通るだけで不快な臭いに悩まされる。特に，スポーツ選手や将来，妊娠して母体となる女子学生が喫煙している姿を見るとがっかりする。「出産と新生児」「飲酒と喫煙」は，そのような喫煙をしている学生への自省を迫る意味を込めて書かれている。是非この部分を読まれて禁煙に挑戦していただきたい。

　また，筆者自身も10年ほど前に，高脂血症と診断され，13kgのダイエットを余儀なくされた。「医者の不養生」ではないが，健康を教える立場でありながら恥ずかしい次第である。この経験が「肥満とダイエット」の記述を後押ししていることは否定できない。

　最後に，本書の出版に関しては，出版の機会をアドバイスいただいたトーヨーフィジカルの吉岡又治氏と，面倒な校正をお願いし，多くのご尽力をいただいたナカニシヤ出版の山本あかね氏に感謝の意を表したい。

平成18年7月

筆　者

目　次

まえがき　*i*

1章　発育発達研究の基礎 …………………………………………… 1
　1.1　発育発達研究の目的　1
　1.2　「発育」「発達」の概念　2
　1.3　発育発達研究の方法論　2
　1.4　年　齢　3
　1.5　生理学的年齢　3
　1.6　相対発育法　4
　1.7　資料の集め方　6
　1.8　資料の数量的取り扱い　8

2章　出産と新生児 …………………………………………………… 11
　2.1　胎児の発育　11
　2.2　奇形・低出生体重児　13
　2.3　新生児の発育　14

3章　乳幼児の運動能力の発達 ……………………………………… 17
　3.1　神経の発達と運動の発現　17
　3.2　歩行運動の発現と発達　17
　3.3　走運動の発達　19
　3.4　跳運動の発達　20
　3.5　投運動の発達　21
　3.6　操作系運動の発達　21
　3.7　運動の評価　22

4章　幼児の運動能力 ………………………………………………… 23
　4.1　幼児の運動能力の測定の問題点　23
　4.2　幼児の運動能力の測定　24
　4.3　基礎運動技能の発達　25
　4.4　調　整　力　26
　4.5　身体運動発現の順序性　27
　4.6　働きかけの適時性　28

5章　幼児の運動能力測定項目 ……………………………………… 31

　5.1　幼児の運動能力測定の難しさ　31
　5.2　ボールハンドリング技能　31
　5.3　走技能　36
　5.4　跳技能　39
　5.5　歩技能　43
　5.6　回転技能　44
　5.7　懸垂技能　47
　5.8　前屈技能（柔軟性）　49
　5.9　直立技能（平衡性）　50
　5.10　這う技能　50
　5.11　複合動作技能（調整力）　51
　5.12　形態測定値　52

6章　体力の構造と測定 ……………………………………………… 55

　6.1　体力の構造と定義　55
　6.2　体力の測定項目　57
　6.3　運動不足と体力の低下　57

7章　形態の発育 ……………………………………………………… 59

　7.1　発育の概観　59
　7.2　形態発育の経過　61
　7.3　骨格の発育　65
　7.4　身体組成の変化　68

8章　機能の発達 ……………………………………………………… 71

　8.1　器官や組織の発育発達的変化　71
　8.2　神経系の機能の発達　71
　8.3　感覚の発達　74
　8.4　筋力の発達　74
　8.5　筋持久力の発達　79
　8.6　循環機能の発達　81
　8.7　呼吸機能の発達　83
　8.8　代謝機能の発達　86

9章　運動能力構造の変化 …………………………………………… 89

　9.1　運動能力の変化　89
　9.2　運動能力とパフォーマンス　89
　9.3　運動能力の推定　91

9.4　運動能力の能力構造　92
9.5　知的能力の質的発達　94
9.6　運動能力構造の発達（分化）　95
9.7　運動技能の分化と統合の実際　96
9.8　幼児期の運動能力構造・変化の実際　97

10章　栄養と食生活　101
10.1　栄養素　101
10.2　エネルギー代謝　106
10.3　食物と食生活　107

11章　身体発達に影響する要因と問題　113
11.1　身体発達に影響する要因　113
11.2　子どもの生活と健康上の諸問題　115
11.3　スポーツ競技と年齢　117

12章　肥満とダイエット　119
12.1　肥満の種類　119
12.2　肥満の原因　120
12.3　肥満の問題点　122
12.4　肥満の判定法　122
12.5　肥満の予防とダイエット　124

13章　生活習慣病　129
13.1　生活習慣病　129
13.2　コレステロール　130
13.3　運動不足　131
13.4　生活リズムの乱れ　132

14章　現代の健康問題　135
14.1　骨　折　135
14.2　貧　血　137
14.3　食物アレルギー　139
14.4　ストレス　141

15章　飲酒と喫煙　143
15.1　飲　酒　143
15.2　喫　煙　144
15.3　禁　煙　146

16章 老　化 ……………………………………………………………………………… 147

16.1 老化の基本現象　147
16.2 器官別老化の現象　148
16.3 老化のメカニズム　152
16.4 細胞・組織における老化　153
16.5 高齢者の心身機能　154
16.6 高齢者の体力測定　154

引用・参考文献　157
索　引　159

発育発達研究の基礎

1.1 発育発達研究の目的

発育発達的研究として扱う内容として，高石ら（1981）は，
1）成長し，成熟に達するまでの身体の変化に関する現象の把握
2）身体発達という現象を規定あるいは関与する要因や条件の把握
をあげている。

　人間は加齢とともに誰でも成長し，成熟する。しかし，その変化は全員が同じというわけではない。多少早い者もいれば，多少遅い者もいる。しかし，遅いからといって，必ずしも異常というわけではない。どの程度遅かったら異常なのかが重要な問題となる。また，変化も，ちょうど一定の倍率で拡大コピーをしているかのように，毎年一定の割合で起こっているわけではない。変化率（発達速度）の早い時期と遅い時期がある。また，同じ人間の中でも発育（発達）の早い部分とそうでない部分に分けられ，各部分が同じ速度で発育（発達）するわけではない。

　そして，人間の発育（発達）は，持って生まれた自らの遺伝的要素のみで決定されるわけではなく，様々な影響を外界から受ける。望ましい身体発育（発達）を促す要因や条件には何があるのか，阻害する要因や条件には何があるのかを知ることは重要である。それはまさに教育の現場で「何を与え（教育し），何を制限するか」という問題と直結する。松田（1979）は「心身の発達に即して教育することは，教育における鉄則であり，体育もその例外ではない。したがって，身体的発達が一般にどのような経過をたどるか，また，運動が発達に対してどのような影響を及ぼすかを明らかにして，それに基づいて目標を立て，学習内容や学習活動を考えて指導することが大切である」と述べている。

　また，人間は，身体に働きかけ（特定のトレーニングや栄養の摂取）をしなくとも加齢とともに変化する。例えば，特別なスポーツをしていなくても，高校生の握力は小学生よりも大である。これを宮下（1980）は「発達可能性」と呼んでいる。それに対して，働きかけをすることにより，初めて変化する可能性もある。運動選手はそのために毎日練習やトレーニングに励んでいるわけである。これを宮下（1980）は「教育可能性」と呼んでいる。しかし，毎日激しいトレーニングをしたからといって必ずしも全員がオリンピック選手になれるというわけではない。一流選手には，優れた適性を持った者が厳しいトレーニングを積み重ねて初めてなれる。したがって，宮下（1980）の表現を用いれば，指導者はその選手の発達可能性を正しく理解した上で，教育可能性を考える必要があり，発育発達研究の成果は発達可能性についての基礎知識を提供することになる。

表 1-1　発達可能性と教育可能性

発達可能性	身体に働きかけをしなくとも加齢とともに変化する可能性
教育可能性	身体に働きかけをして初めて変化する可能性

1.2 「発育」「発達」の概念

一般に，時間の変化に伴う人間の変化を意味する概念（言葉）は学問分野により様々である。高石ら（1981）はそれらを次のようにまとめている。

生物学では「生長」という概念で一括表現され，医学（小児科学）では「成長」は形態の大きさの変化（増大）を意味し，「発達」は機能面での向上を意味している。教育学の分野では，時間的変化を「発達」という概念で総括し，さらに，「成熟」を遺伝的要因に基づくもの，「学習」を環境的条件に由来するものという意味でとらえている。（保健）体育学では，一般に「発達」は機能的変化を意味し，「発育」は形態的変化（増大）を意味する場合が多い。したがって，体育の分野では「身長は発育し，筋力は発達する」という表現をする。例えば，「皮下脂肪が発達する」とはいわず，「皮下脂肪が発育する」という。

また，松浦（1975）は「体格と形態上の諸属性の増大的変化を発育，運動機能的諸属性の機能的増大変化を発達」と定義している。さらに，両者の相互関連性について「現象的には発育と発達は常に分離して生起するものではないことから，人間の発育及び発達現象を考える時，この両現象を同時に考慮しなければならない。したがって，体育学の立場に立つ人間の発育，発達を取り扱う学問として発育発達と両語を並列に並べることが適切である」とまとめている。

表1-2 発育と発達

発　育	形態的な大きさや量の増大
発　達	機能の向上

1.3 発育発達研究の方法論

発育発達研究の基本的な方法論はまず，横軸に年齢，縦軸に資料（形態測定値や機能測定値）をプロットし，さらにそのプロットを曲線（直線）で結び，その量的変化をみることである。そうすることにより，どの時期に発育（発達）が早い（遅い）かがわかる。

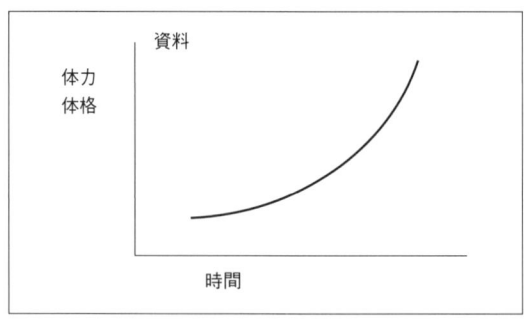

図1-1 発育発達研究の基本的方法論

例えば，次の図は，発育パターンの異なる3人の測定値をプロットしたものである。この図から，容易に，パターンAは早熟型，パターンCは晩熟型，そして，Bはそれらの中間的な直線型であることがわかる。

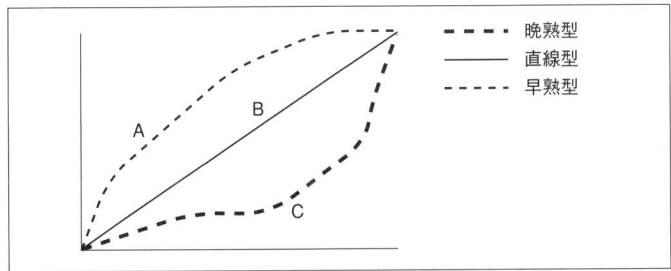

図1-2　早熟型，晩熟型，中間型の発育パターン

1.4　年　　齢

　先に述べたように，発育発達研究の基本的方法論として，横軸には「年齢」をとるが，この年齢には2種類の年齢がある。まず，通常，年齢と呼ばれる，出生後の物理的時間経過を測定したものである。もう1つは，「生理学的年齢」と呼ばれるもので，生理学的立場から発育の遅速を考慮して発達の段階を年齢単位で表現したものである。特に前者は，この生理学的年齢と区別するために「暦年齢」とも呼ばれる（高石ら，1977）。

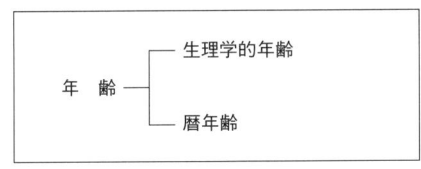

図1-3　年齢の種類

1.5　生理学的年齢

　生理学的年齢には骨年齢，歯牙年齢，形態学的年齢，2次性徴年齢などがある。

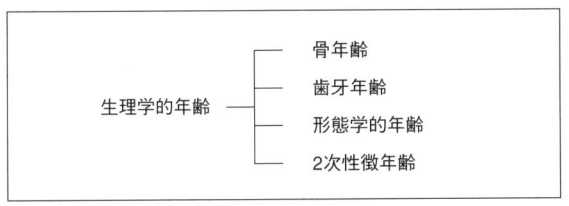

図1-4　生理学的年齢

　骨年齢とは，手掌部の骨の骨化する順序や骨化の進行状態が決まっていることを利用し，骨化の程度によって生理的年齢を決める方法である。そして，歯牙年齢は，歯牙のはえる時期を年齢の基準にしている。形態学的年齢は形態の大きさや比率から生理学的年齢を推定する。最もよく使われるのは身長やその最大発育速度である。また，2次性徴年齢は，恥毛・腋下毛・睾丸の大きさ・胸部の発育・初潮の初来を利用する。
　生理学的年齢が成熟と関連があることの証明は，初潮の時期は暦年齢ではなく，身長と関連が高いことからもわかる（高石ら，1977）。

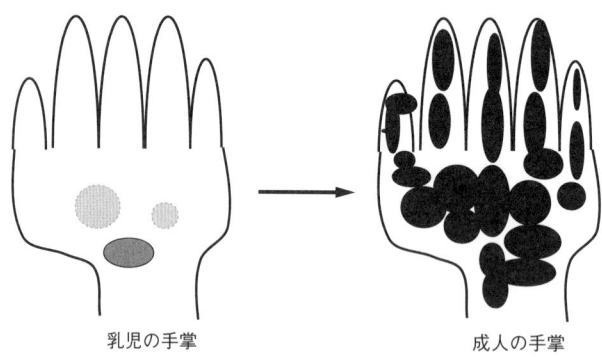

図1-5 骨年齢（成熟に伴い手掌の骨が順番に骨化する）

1.6 相対発育法

　これまで説明した方法は，横軸に年齢，縦軸に資料をプロットし，そのプロットを曲線（直線）で結び，その量的変化を検討した。しかし，特殊な観点からの方法論としては，縦軸横軸ともに資料から，各個人や集団のデータをプロットし，その量的変化を検討する場合がある。この方法を相対発育法という。これは，身体全体または身体の一部分を基準にとり，他の身体部分の発育を検討するものである。このように身体のある部分を基準とした時の他の部分の発育を相対発育と呼ぶ。

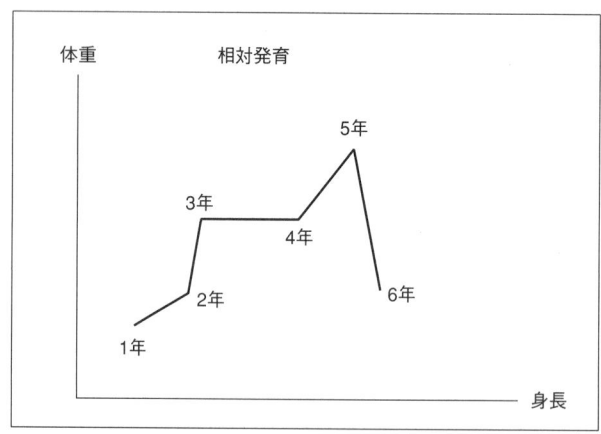

図1-6　相対発育法

　有名なものにアロメトリーがある。アロメトリーは対数グラフの横軸に身長をとり，縦軸に形態・機能測定値をとる。例えば，身長を x，背筋力を y として，両者の間に指数関数を想定して身長から背筋力を予測する。この関係は $y = bx^a$ と表せ，グラフ上では曲線となる。そして，両辺の対数をとると，$\log y = \log b + a \log x$ となる。ここで，$\log y = Y$，$\log b = B$，$\log x = X$ と置くと，$Y = B + aX$ となり，直線として表現できる。このように，通常のグラフでは，指数関数的な変化（グラフ）になるが，対数グラフ上では直線になり，その傾きから何乗であるかがわかる。理論的（物理的）には，身長（長さ）が2倍，3倍になれば，断面積や体表面積（面積）は4倍（$= 2^2$），9倍（$= 3^2$）になり，体重や体脂肪量は8倍（$= 2^3$），27倍（$= 3^3$）になる。筋力など筋肉の断面積に関連があるものはその値に近い変化をする。

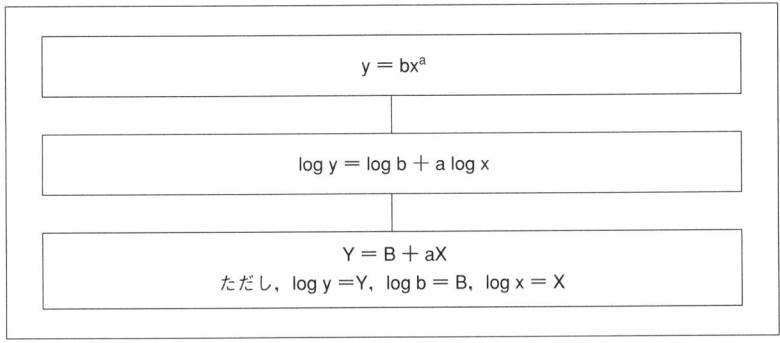

図1-7 指数関数の対数変換

アロメトリーの長所は,「アロメトリーが広く発育現象にあてはまる」「自己増殖的で理解しやすい」「両対数上では直線でかけ,広い範囲をカバーできる」点である(高石ら,1977)。

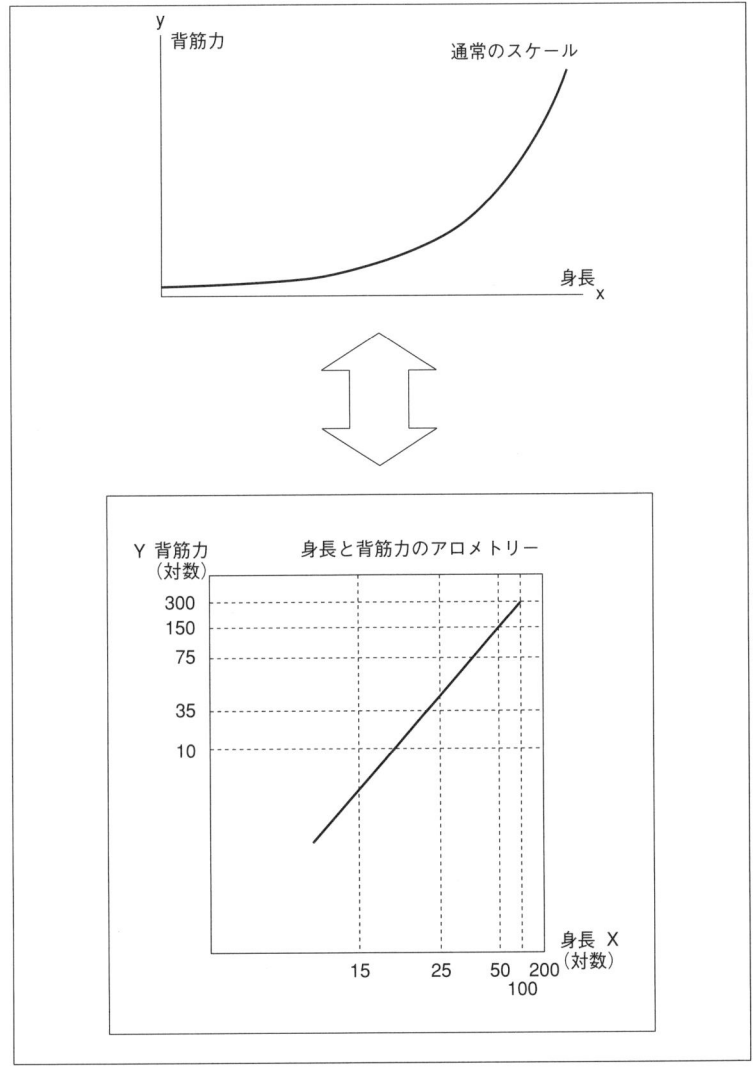

図1-8 アロメトリー

1.7 資料の集め方

1.7.1 縦断的資料と横断的資料

資料の集め方には2種類の方法がある。1つは、同じ人間（群）を何年間か追跡し、測定・調査する方法である。もう1つは特定の時期の、連続した年代の別々の人間の測定調査をする方法である。前者は縦断的測定（調査）法と呼ばれ、後者は横断的測定（調査）法と呼ばれる（Tanner, 1990）。

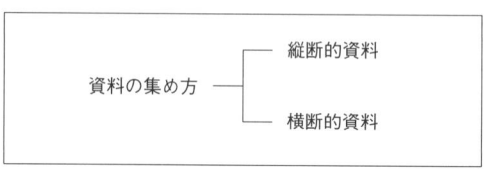

図1-9　資料の集め方

　個人あるいは集団の発育発達パターンの経過を正確にとらえるためには縦断的な方法でなければならないが、測定や調査を完了するのに多大の時間や労力が必要で、長期の測定調査期間では、死亡、転校、病欠などの理由から途中で抜ける者もいる。1回でも測定されなければ、その個人のデータは全て使えない。

　それに対して、横断的方法では規模の大きな集団についても短期間に結論が出せるという利点がある。反面、本当の変化ではない。したがって、縦断的な方法と横断的な方法は、お互いに一方の長所は、他方の短所でもある

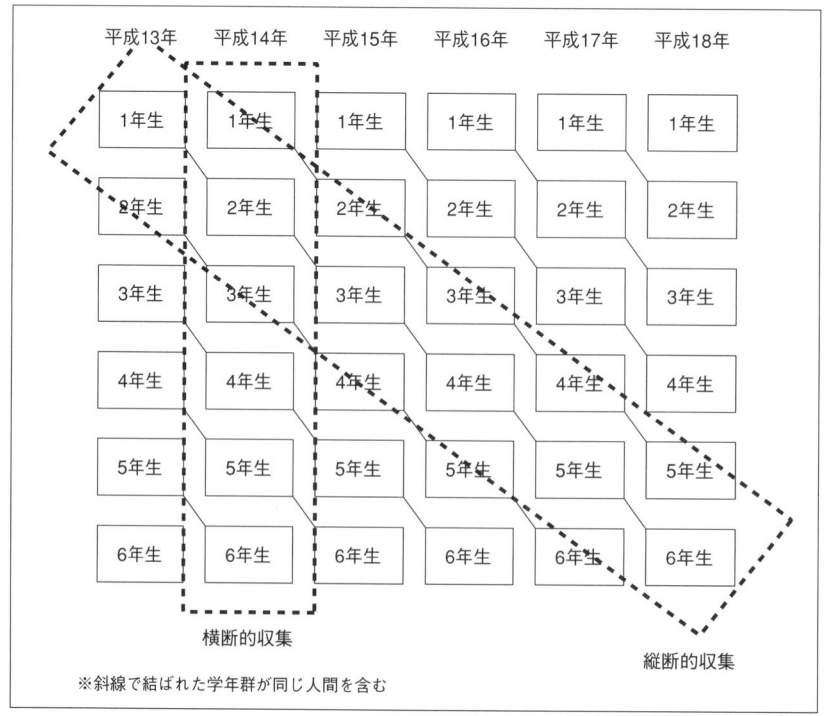

図1-10　横断的収集と縦断的収集

また，横断的資料の収集法と縦断的資料の収集法の短所を補うために，両者の中間的な方法もある。これは混合縦断的資料収集法という。例えば，0歳から9歳の縦断的資料を収集したいとする。通常ならば，9年間かけて縦断的に追跡するが，便宜的に0歳から3歳までの世代，3歳から6歳まで，そして，6歳から9歳までの3世代に分けて考え，収集を行う。つまり，初年度は0歳の人間の資料を収集する。同時に，3歳の者と6歳の者も収集する。次年度は，これらの人間が，各々1歳，4歳，7歳になった資料を収集する。以後，これをくり返し，各々3歳，6歳，9歳まで追跡する。すると，0歳から3歳までは完全な縦断的資料となる。同様に，3歳から6歳まで，6歳から9歳までも完全な縦断的資料となる。しかし，世代が異なる（別々の人間である）ので，当然，同じ3歳児の資料でも，第1世代の3歳時の資料と第2世代の3歳時の資料，そして，第2世代の6歳時の資料と第3世代の6歳時の資料は同じとはならない。そこで，両者に一定の値を加える，あるいは減するなどの統計学的処理を行い，近似させ，3世代の資料の整合性をはかる。このような方法を混合縦断的資料収集法という。

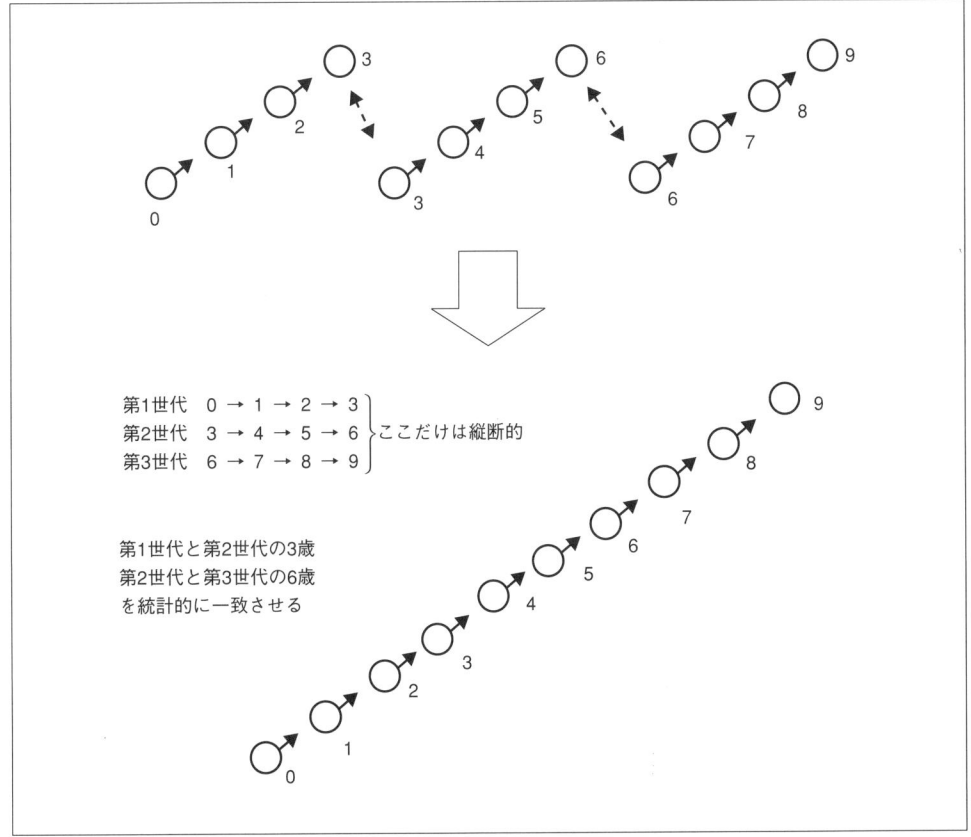

図1-11　混合縦断的（Mixed-Longitudinal Study）

1.7.2　集団と個人の資料

　一般的傾向を調べるためには，多くの人間からの資料を用い，それを平均するのが一般的である。しかし，個人の発育発達パターンの特徴が複数の資料を平均することにより見失われることもある。例えば，次の図に早熟パターン，中間パターン，晩熟パターンの特徴を示す3人の資料があったとしよう。これらは3人の資料を平均してしまうと，中間パターンという1つのパターンに埋もれてしまうことになる（Tanner, 1990）。

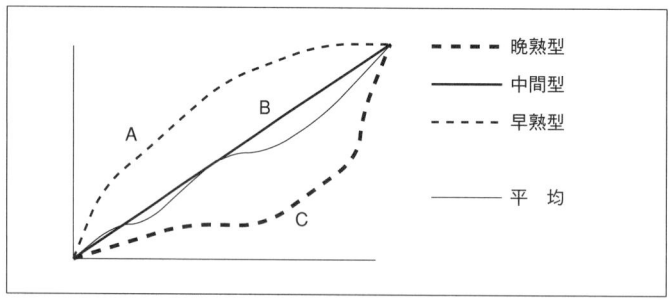

図1-12　平均することによる個人のパターンの埋没

1.8　資料の数量的取り扱い

1.8.1　時間あたりの変化率

　通常，資料は形態や機能の測定値が用いられるが，その変化率が重要な意味を持つ場合は，1年間あたりの変化量を用いる場合がある。変化率は車の走行にたとえると，スピードに相当するものなので，高石ら（1981）は，特にこの曲線を「発育（発達）速度曲線」と呼んでいる。同様に，車の走行距離に相当する測定値を用いた曲線を発育速度曲線に対して，「発育（発達）現量値曲線」と呼び，さらに，1年間あたりの発育速度の変化率を「発育（発達）加速度曲線」と呼んでいる。これは車の走行にたとえるとアクセルやブレーキに相当する。

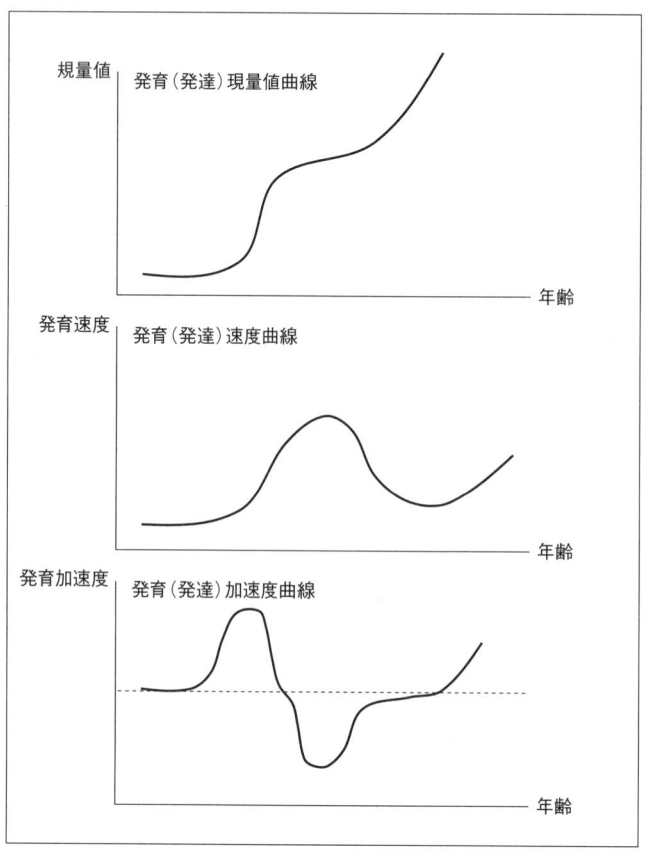

図1-13　発育の時間による変化率

表1-3 発育（発達）曲線の種類と対応する物理量

発育（発達）曲線の種類	対応する物理量
発育（発達）現量値曲線	距　離
発育（発達）速度曲線	速　度
発育（発達）加速度曲線	加速度

例えば，早熟・晩熟型など様々なパターンが存在するが，最大発育速度を示す時期を中心にすると，全てその前後の発育速度が一定のパターンをなすことが知られている。これは位相差効果（phase difference effect）と呼ばれている（高石ら, 1981）。

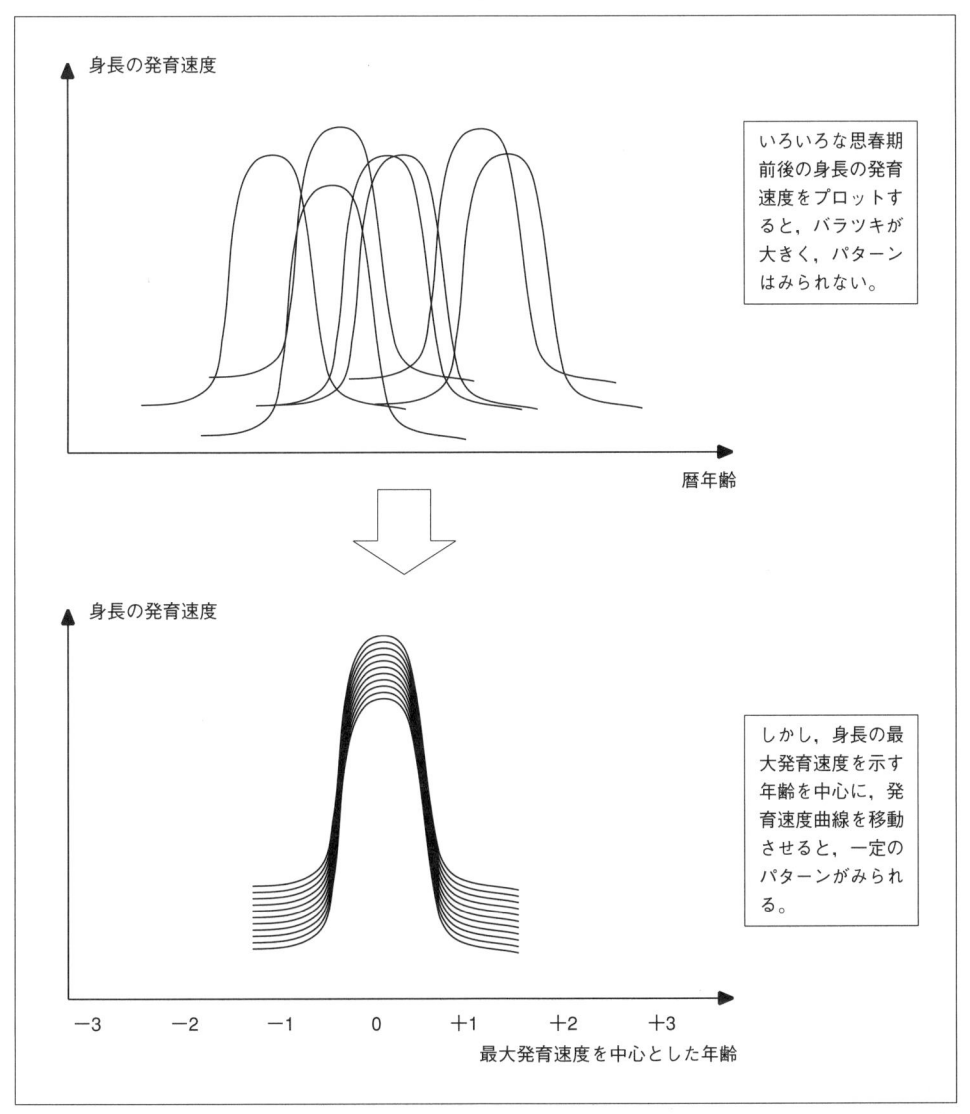

図1-14　最大発育速度を示す年齢の位相効果

1.8.2　バラツキの扱い

発育発達の一般的傾向は一般に1本の曲線（直線）によって表現される。その曲線は横断的あるいは縦断的に収集された資料の代表値を結んで作成される。その際，身長などのように，

資料の分布が正規分布する場合は平均値を用いる。しかし，タナー（Tanner, 1990）は，皮下脂肪厚のように，明らかに正規分布せず，歪みを持った分布であれば中央値で表すことが望ましいと述べている。

　同様に，発育発達曲線にそのバラツキを表示する場合も，正規分布する資料では標準偏差をもとに作図することができる。例えば，95％の信頼区間は（平均±2標準偏差）になる。しかし，明らかに資料が正規分布しない場合はパーセンタイル法による表示が望ましい。この方法の長所は，歪んだ分布でも適用でき，パーセントで数量的にわかりやすい点があげられる。しかし，一般的統計の検定が活用できないなどの短所もある。そのような場合は特殊なノンパラメトリックな検定法を用いる。

表1-4　分布による統計値

分布の形状	正規分布	正規分布しない
代表値	平均値	モードやメジアン
バラツキ	標準偏差	レンジや四分偏差
区間推定	平均±2標準偏差	パーセンタイル

2章 出産と新生児

2.1 胎児の発育

2.1.1 妊娠と性の決定

　妊娠期間は40週で，月経の期間をもとにした月齢でいうと10月齢になる。1月齢は28日で計算する。受精は実際にはわからないので，最後の月経から判断する。したがって，そこには平均して±2週間の誤差があるので，実際は38〜42週で生まれることになる。

　受精してから2週目までは受精卵と呼ばれ，2〜8週目までは胚，9週目を過ぎてから胎児と呼ばれる。受精卵は1個の細胞であるが，40週を経て新生児として生まれた時には細胞は約3兆個に増え，そして成人では約50〜70兆個の細胞に増加する。性別は受精後6〜7週目に，精子の運んだ染色体で決まる。卵子にはX染色体のみがあり，男子の精子にはX染色体とY染色体を持つ2種類があり，その組み合わせにより，XXならば女子，XYの組み合わせなら男子になる。胚までは男女同じで，その後，Y染色体が男性器を作る働きをする。Y染色体がないXXの組み合わせは，女性になる。したがって，本来，人間は女性として生まれてくるということになる。

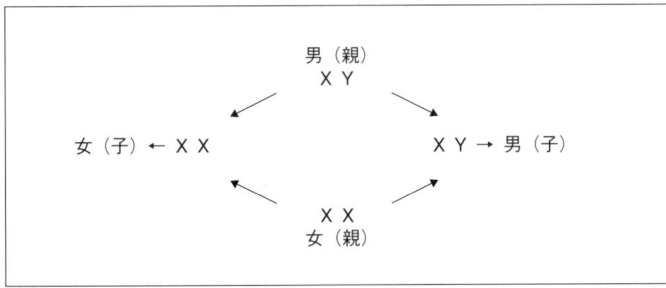

図2-1　X染色体とY染色体の組み合わせによる性の決定

　双生児（双子）には，1つの卵からなる一卵性双生児（MZ）と2つの卵からなる二卵性双生児（DZ）がある。一卵性双生児は全く同じ遺伝子を持っているので，もちろん同性になる。しかし，二卵性双生児は全く同じ遺伝子というわけではないので，別の性もありうる。双生児が生まれる確率は全出産児の1/90で，その中で一卵性双生児は1/3，二卵性双生児は2/3程度である（Malina et al., 1991）。

2.1.2 胎児の発育

　次の表は，受精後から出産までの胎児の「身長と体重の変化」と発育状況を示したものである。

表 2-1 受精後から出産までの胎児の発育状況（高校家庭科学習指導研究会, 1983）

妊娠週数	身長 cm	体重 g	発育状況
8	4	16	四肢の隆起が現れる・人間の形態が明らかになる。
12	9	54	頭部・体幹・四肢がはっきりし、頭部は全身の約半分になる。胎盤は未完成。
16	17	128	性別が明瞭になる。心拍動が活発になる。全身に産毛が生え始める。胎盤が完成する。
20	25	250	爪が発生する。胎児心音が聴取できる。運動が活発になる。
24	30	650	胎脂が生ずる。頭髪がはっきりしてくる。まぶたが開く。胎児の心音がはっきりしてくる。娩出すれば保育可能になる。
28	35	1000	胎児移動がしやすくなり、位置がかわりやすい。胎児の各部分がさわってわかるようになる。
32	40	1500	皮膚の赤みが強くなる。皮下脂肪はまだ発達していない。
36	45	2150	皮下脂肪が充実する。顔面や腹部の産毛が消失する。
40	50	3000	成熟児の兆候を示すようになる。皮膚は淡紅色でしわが少なく、皮下脂肪にとみ、全身の産毛はほとんどない。爪は指の頭を越えて伸び、頭髪は3〜5cmとなる。

　この表から、身長はほぼ直線的に増加しているが、体重は指数関数的である。例えば、在胎期間の最初の1/2で10％程度しか大きくならないが、その後、急激に増加する。体型としては、頭部の方が胸囲より大であり、9週では2頭身、12週で3頭身に、そして、38週で4頭身になる。身体組成に関しては、受精後14週の胎児の水分は89％であるが、新生児では69％になり、減少する。逆に、脂肪は0.5％から16％に増加し、そして、カルシウムやリンも増加する。心音は4週間で聞こえ始め、手足の運動も8〜9週で始まるようになる（高校家庭科学習指導研究会, 1983）。

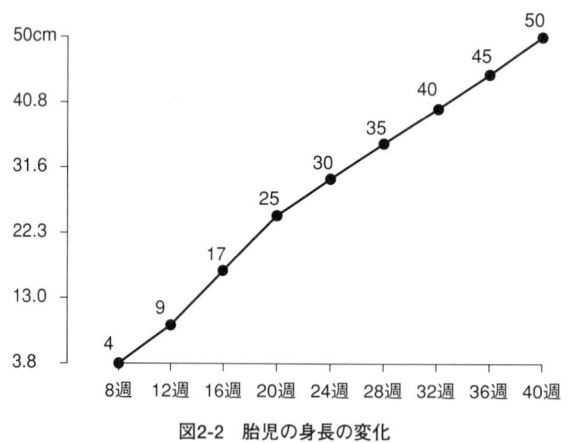

図2-2　胎児の身長の変化

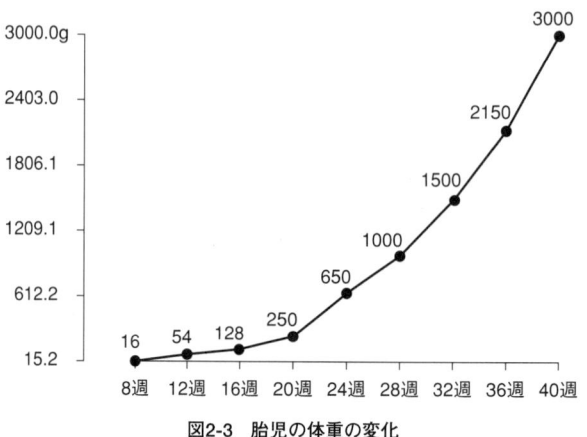

図2-3　胎児の体重の変化

2.2 奇形・低出生体重児

2.2.1 奇形

妊娠して最初の3ヶ月で奇形や変態があれば50％は自覚がないまま，自然に流産している。これは，本当に正常で，強い個体のみが出産されることを可能にしている。しかし，流産しないで出産されると，奇形となる。胚は8週までに臓器・器官の原形が完成するので，この期間に母体が有害な影響を環境から受けると奇形が発生する。つまり，本人が妊娠を自覚し，いろいろと注意を払い始める前の状態が重要であることになる。さらに，出生児の異常の原因は，胎児側の原因が1割程度と少ないのに対して，母体の影響が9割を占めるといわれている。妊娠する可能性のある女性は，十分に，この点を自覚しておく必要がある（Malina et al., 1991）。

奇形の原因には，胎児への「物理的外傷」，サリドマイドのような「科学的薬物」，放射線，風疹やヘルペスのような「感染」，母体の喫煙や過激な運動による胎児の「酸素不足」，糖尿病・アルコール依存・リューマチなどの母体の「代謝異常」，コカインやヘロインなどの母体の「薬物依存」，そして「AIDS（エイズ）」などが考えられる。

表2-2 奇形の原因と奇形の種類 （民秋ら, 2003）

要因	原因	奇形の種類
物理的要因	放射線 高熱	小頭症　脊髄裂　口蓋裂 無脳症
生物学的要因	風疹 サイトメガウィルス トキソプラズマ パルボウィルス	早産　流産　心臓奇形　視力聴力障害 小頭症　視力障害　精神障害 水頭症　大脳実質石灰化　小眼球症 死産　胎児水腫
化学的要因	有機水銀 ポリ塩化ビフェニール サリドマイド	カネミ油症 アザラシ肢症

サリドマイドは妊娠中のつわりを和らげる薬であるが，皮肉なことに奇形の原因となった。サリドマイドの奇形の程度は薬を飲む時期に依存し，かつ，作用する時間は限定的である。例えば，耳は妊娠35日目，腕は40～42日目，脚は42～44日目，親指は50日目に薬を服用すると，奇形がそれらの部位にのみ発生する。これは，その時期に臓器や器官が発生・分化するからである。

表2-3 サリドマイドの服用時期と奇形部位との対応 （Malina et al., 1991）

薬の服用時期	奇形部位
35日目	耳
40～42日目	腕
42～44日目	脚
50日目	親指

2.2.2 低出生体重児

正常な新生児は，在胎期間が37～42週で，体重は2500g～3999gであるが，出生時の体重が2500g未満を「低出生体重児」と呼ぶ。1975年には全体の4.6％であったが，2000年には7.4％と増加の傾向にある。また，体重が少ない場合でも，在胎期間が37週未満を未熟児（早産児）と呼び，区別している。在胎期間に見合った体重をAFD（Appropriate for date），在胎期間の標準よりも体重が軽い場合をSFD（Small for date），逆に在胎期間の標準よりも体重が

重い場合をLFD（Large for date）という。

　低出生体重児は10代や40代の母体から生まれるケースが多く，出産に適しているのは20代から30代の女性であるといえる。低出生体重は死産（死亡率）と関係が深く，出生体重が10パーセンタイル（順番に並べた時，下から10％の値）以下の子どもの死亡率は平均の子どもの2.5倍である（Malina et al., 1991）。

　原因としては，①栄養不足，②アルコール，③タバコ，④運動，⑤薬やドラッグなどがあげられる。アルコールを多飲する母体からは，顔の異常，発育不全，知能・運動障害を伴った小頭症の子どもが生まれる確率が高い。出現率は1/700といわれている。タバコも影響する。喫煙の習慣を持つ母体からは在胎期間のわりに体重が少ない子どもが生まれる場合が多い。原因は子宮内の酸素濃度が低くなるからで，これは初産の時に害が大きく，生まれた子どもは出産後の成長も遅れる。過度の母体の運動も，子宮内の酸素濃度を下げることから胎児の発育に悪い影響を及ぼす。ただし，最初の6〜7ヶ月の母体の運動は問題はないといわれている（民秋ら，2003）。

表2-4　低出生体重児の原因

①栄養不足
②アルコール
③タバコ
④運　動
⑤薬やドラッグ

2.3　新生児の発育

2.3.1　新生児の形態的特徴

　新生児とは生後4週間までをいい，乳児期とは新生児期後から満1歳までをいう。新生児の身長は，50cm，体重は3000g程度である。また，頭囲も胸囲も33cm前後であるが，幾分，頭囲の方が胸囲よりも大きく，また身長に比べても頭部は大きい。加えて，脳の重量も350gと重く，体型的には「頭でっかち」の4頭身である。

　新生児の体重は男児の方が女児よりも重く，初産の子どもの方が2, 3番目よりも軽いといわれている。その他にも，新生児の体重は，社会経済状況，栄養状況，妊娠中の体重増加などの要因が関係しており，それらの要因間の関連は高い。また，人種間の違いもあり，白人が最も体重が大で，次にメキシカン，黄色人種，最も軽いのは黒人である（Malina et al., 1991）。

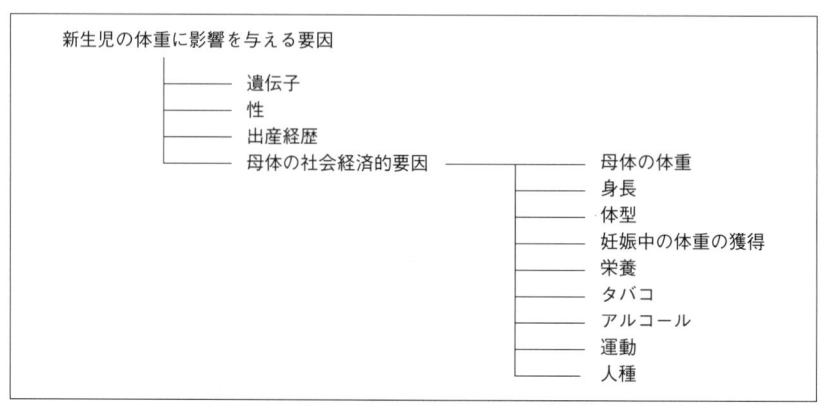

図2-4　新生児の体重に影響を与える要因（Malina et al., 1991）

新生児の体重は出生後数日間減少する。これは，「生理的体重減少」と呼ばれ，乳汁の摂取が少ないわりに胎便，排尿，発汗，体熱放出などがあるためで，3～10％減少する。ただし，これは生後1週間～10日でもとに戻る。

　新生児の頭蓋骨は完全に癒合(ゆごう)しておらず，頭部は軟らかく，隙間だらけの軟骨で包まれている。前頭部の大きな隙間を大泉門，後頭部を小泉門という。これらは狭い産道を通り抜ける際，頭部を変形して，通りやすくしている。

　出生直後の新生児の脊柱は湾曲していないが，首が据わるころには頸部に前湾し，その後，歩行を開始するころには，腰部で前湾がみられるようになる。脊柱の湾曲は姿勢にも反映し，歩行開始ころの幼児は，腰部の前湾のために腹部を突き出したような姿勢になっている。

　身体の重心も出生直後は胸部付近にあるが，幼児前期には，へそより上に移動し，5～6歳ではへそより下になる。これは立姿勢やその後の歩行の安定のために役立っている（高校家庭科学習指導研究会，1983）。

2.3.2　新生児の生理的特徴

　新生児の胸郭は，前後の直径と左右の直径がほぼ同じで，腹式呼吸をしている。呼吸数は40～50回／分で大人より多い。基礎代謝が盛んで，1回の喚気量は少なく，回数を増やしてその分を補っている。つまり，走りでたとえると，ピッチ走法をしている。

表 2-5　脈拍数の年齢による変化 (高石ら, 1977)

新生児	乳児	幼児	成人
約140拍／分	120～140拍／分	80～120拍／分	50～90拍／分

　新生児の最高血圧は約60mmHgと低い。成人になると120mmHgに増えるが，血圧は一般に年齢が高くなればなるほど，高くなる傾向がある。この傾向は高齢者まで続く。体温は37.5℃で，大人よりやや高い。新生児の体温は外界の温度によって変動しやすく，大人以上に室内の寒暖の差に注意しないと風邪をひいたりする。

2.3.3　新生児の栄養摂取

　新生児は2～3時間眠って哺乳する。これを1日中くり返す。結果として，1日の70～80％は寝ており，10％は泣いている。排尿は多く，1日に20回程度するので，おむつなどは頻繁に替えてやる必要がある。哺乳した水分は，尿や便以外にも，肺や皮膚から不感蒸泄される。1日に尿として90mℓ，便中に5mℓ，そして不感蒸泄として50mℓ程度体外に排出されるので，1日約150mℓ程度の水分をとる必要がある。新生児や乳児は，身体のわりには大人よりも水分出納が多いので，バランスがくずれると脱水症状を引き起こしやすい。夏に車の中など高温の環境に放置すると，脱水症状を起こし，死に至ることもある。

　出生直後の新生児の唾液の分泌は少ないが，4ヶ月ぐらいから増加し，よだれをたらすようになる。また，胃の胃底部と噴門（食道側の入り口）の発育が悪いので，吐乳や溢乳(いつにゅう)を頻繁に起こす。吐乳とは，比較的大量の乳汁を吐くことで，溢乳とは，少量の乳汁をだらだらと流すことである。

　母乳は，授乳自体が母体と乳児とのスキンシップとなり，心理的つながりを構築する意味を持つ。その他にも，牛乳とは違う利点がある。例えば，アレルギーの心配がなく，適温，新鮮，清潔で，授乳器具の消毒の必要がない。また，免疫機能も高く，高い免疫機能を持つ蛋白質であるグロブミンが多く含まれている（高校家庭科学習指導研究会，1983）。

表 2-6　母乳の利点（高校家庭科学習指導研究会, 1983）

> ①スキンシップ，心理的つながり
> ②免疫グロブミンが豊富，特に初乳は多量
> ③牛乳アレルギーの心配がない
> ④適温，新鮮，清潔
> ⑤器具の消毒の必要がない（汚染の心配がない）

　さらに，細かく牛乳を母乳と比べてみると，成分的には蛋白質，無機質が多く，炭水化物が少ない。含まれる蛋白質は，牛乳がカゼインであるのに対して，母乳はラクトアルブミンである。そして，牛乳は母乳と比べて無機質が多く，その分，腎臓に負担をかけていることになる。また，胃に入ると両者とも凝固するが，牛乳の方が粗大で，固く，消化しにくい。このような点を考慮すると，牛乳よりも母乳の方が優れているといえる。

　栄養及び発育の評価には次のカウプ指数が用いられる。

$$\text{カウプ指数} = 体重(g) / 身長(cm)^2 \times 10$$

正常値は 15～18 で，主に 2 歳までの評価に用いられる。この指数は，肥満研究でよく用いられる BMI と同じものである。

3章 乳幼児の運動能力の発達

3.1 神経の発達と運動の発現

　脳は出生時平均380gで，体重の約12％を占めているが，6ヶ月で800g，3歳で成人の80％まで発達し，この時期は特に脳の発達が著しい。神経組織的には，妊娠中期から18ヶ月まではグリア細胞が増加する時期で，18ヶ月から3～4歳はミエリン鞘化が進む時期である。運動の発達には，特に小脳が重要な働きをする。小脳の発達は，遅く始まり，早く終わるのが特徴である。

　新生児の運動はまず反射運動となって発現する。これは脊髄や脳の神経組織の成熟に伴って発現する。反射運動には，乳首を探したり，捕捉したり，吸飲したりする「哺乳反射」，手のひらにあるものを握ろうとする「手掌把握反射」，足の裏を刺激すると指を扇型に広げる「バビンスキー反射」，両脇を持って支えてやると脚をばたばたさせる「自動歩行反射」，顔を向けている側の手足を伸ばし，反対側を曲げる「緊張性頸反射」などがある。

表3-1　新生児の反射 (民秋ら,2003)

原始反射	①モロー反射（0～3ヶ月）
	②驚き反射
	③手掌把握反射
姿勢反射	④移動反射
	⑤緊張性頸反射
	⑥迷路反射
	⑦立ち直り反射

　大脳皮質の発達が進むと，今度は反射の抑制が起こり，反射が次第に消失するようになる。そして，今度は自分の意志のもとで運動を行う随意運動が出現する。ただし，消えた反射でも①ドラッグの使用，②過度のストレス，③高齢者になると出てくる場合がある。したがって，正常な発育発達をしている者は，一定の時期に反射が発現し，一定の時期に消失するので，「出るべき時に出現するか，消失するべき時に消失するか」という観点から，乳幼児の発達を検査したり，神経疾患の検査法を作ったりすることができる。随意運動は，一般に，頭から手の方向へ，身体の中心部から末梢部分へ，そして，単純な運動からより複雑な運動へと進んでいく。

3.2 歩行運動の発現と発達

　乳幼児の運動発達には2種類の系統がある。1つは，特別なトレーニングや学習機会がなくても，概ね年齢とともに規則正しく発現する発達系統で，もう1つは，個人の経験により動作の可否や洗練さが発達する系統である。前者は系統発生的運動発達と呼ばれ，座る，ハイハイ

する，立つ，歩く，走るといった一連の移動動作の発現などが含まれ，後者は個体発生的運動発達と呼ばれ，投げる，泳ぐ，自転車に乗るなどの動作の可否が含まれる。

出産直後の新生児は胎児姿勢しかとることができないが，1ヶ月後には顎を持ち上げられるようになり，2ヶ月後には腕を持ち上げられるようになる。4ヶ月後には支えれば座れるようになり，7ヶ月後には一人で座れるようになる。8ヶ月後には支えてあげれば立てるようになり，10ヶ月後にはハイハイをするようになる。通常，14ヶ月で一人で立てるようになり，15ヶ月後には一人で歩けるようになる。この一連の移動運動の発現は，個人差がなく，その発現の順序も一定であり，ハイハイをしないで突然立てるようになったり，歩けるようになったりはしない。

表3-2　月齢に伴う初歩的運動の発現（民秋ら，2003）

月齢	可能な動作
0ヶ月	胎児姿勢
1ヶ月	顎を持ち上げる
2ヶ月	腕を持ち上げる
3ヶ月	手を伸ばすが触れない
4ヶ月	支えれば座る
5ヶ月	膝の上に座る・ものを握る
6ヶ月	高いいすに座る・ぶら下がったものをつかむ
7ヶ月	一人で座る
8ヶ月	助ければ立っている
9ヶ月	家具につかまって立っている
10ヶ月	ハイハイ
11ヶ月	手を引けば歩く
12ヶ月	家具につかまり立ち上がる
13ヶ月	階段を上がる
14ヶ月	一人で立つ
15ヶ月	一人で歩く

ただし，「歩けるようになる」月齢を正確に調べることはかなり困難である。「いつ歩けるようになったか」は主に母親の報告によるが，「何らかの補助のもとで一歩踏み出せる」ことを意味するのか，「一人で一歩踏み出せる」ことなのか，「ある程度の歩数を踏み出せる」ことなのかが明確でなく，母親の報告の客観性が低いからである。

初歩の歩行の特徴は，脚が棒のように硬直し，柔軟性がなく，足は全面を地面につけたべた足で，両脚を開いて基底面を広くしている。また，腕を左右に大きく広げている。これはいずれも，未熟な神経系のコントロールや筋力の不十分さによる転倒から身を守るために役立っている。

表3-3　初歩の歩行の特徴（Malina et al., 1991）

①脚の硬直
②べた足
③広い基底面（脚を開いている）
④腕を広げる

未熟な歩行は加齢とともに，徐々に改善され，転倒などから身を守る安定性よりも，より速く前に移動することを意図した動作に変化する。まず，左右に大きく開いていた両脚は次第に狭まり，体幹の幅になり，基底面は狭くなる。それと同時に，左右外側に向いていたつま先は歩行する前方向に向けられるようになり，より広い歩幅を獲得しやすくなる。さらに成熟する

と，腕の動きと脚の動きに同調性がみられるようになり，テンポよく歩行できるようになる。一般に，4歳で大人と同じ動作が可能になるといわれている。

表3-4 歩行の発達 (Malina et al., 1991)

未熟な段階	①広い基底面 ②両脚を開いて ③つま先は外を向く
中間的な段階	①基底面は狭く ②両脚は体幹の幅内で ③つま先は前に
成熟した段階	①腕の動きが脚の動きと同調する

歩行時の歩幅は膝の屈伸により増大する。歩幅は，前に脚を振り出す時は踵が接地する直前まで膝を伸展し，体重を支えている時は膝を屈曲し，最後，踵が空中に浮く直前までは膝を伸展することにより増加する。さらに，腰を前後に回転することによっても増大する。しかし，歩行の歩幅は年齢ではなく，下肢長の発育とより直接的に関係している。下肢長が長くなればなるほど歩幅は増大する。

歩行で腕が「支持」や「安定」のために必要でなくなると，自由になった腕を使って他の操作系の運動技能が向上するようになる。

3.3 走運動の発達

歩行は常に両足あるいは片足が接地していて，両足が一瞬たりとも空中にあることはない。両足が空中にある場合は，走運動をしていることになる。したがって，歩行の延長として走運動があり，坂道を急いで下っていると偶然，走運動が発現する場合がある。

初歩の走運動は，単位時間あたりの歩数は経年的に変わらないが，疾走中の歩幅は経年的に著しく増大する。したがって，2歳から6歳までの疾走速度の増大はその歩幅の増大に起因しているといえる。そして，加齢に伴って疾走中の接地時間は減少し，滞空時間がより増大する。また，疾走中の上体の前傾，キックの瞬間の足の前傾はともに加齢とともに深くなり，大腿の引き上げも経年的に高くなる。

そして，疾走動作中の足関節・膝関節・腰関節の動きは加齢につれて屈曲・伸展が増大し，足先と膝の軌跡から脚の動作をとらえると，初期には歩行の延長として脚の長さをあまり変えない「振動型」であるが，次第に水平変位，垂直変位が増大して，「回転振動型」へ変化していく。結果として，各部位の可動域が拡大する。

また，疾走中の腕の動作は初期には未熟な動きであるが，年齢が増すにつれて肩関節での振動範囲は増大し，肘の屈曲も大きくなって，有効なスウィング動作へと変化する。

表3-5 走運動の発達 (Malina et al., 1991)

項　目	発達の方向
①歩幅	大きくなる
②滞空時間	長くなる
③キック時の上体や脚の前傾	深くなる
④大腿の引き上げ	高くなる
⑤足先や膝の動作範囲	大きくなる
⑥腕の振幅	肘の屈曲を伴ったスウィング型になる

特に，腕の動作の加齢に伴う変化は明確な特徴がある。当初，未熟な動作では，腕のスウィングが全くないか，あっても極めて消極的な場合が多い。それが，前方では次第に肘の屈曲がみられるようになるが，依然，後方では肘は伸展したままである。このような段階では，前方では，ものをひっかくような動作をする者もみられる。その後，洗練されてくると，後方でも肘の屈曲がみられるようになり，前後で大きな振幅がみられるようになる。結果，脚の大きな運動量を補償できるようになる。

表3-6 走運動での腕の動作の発達 (Malina et al., 1991)

発達段階	特徴
未熟な段階	①上肢のスウィングがない ②前後への消極的なスウィング
中間段階	①前方では肘は屈曲，後方では伸展 ②ひっかくような動作（前方） ③外側へ振り出す（後方）
成熟した段階	①後方でも肘は屈曲 ②肘がよく屈曲され，前後に大きな振幅

3.4 跳運動の発達

最も初期に発現する立幅跳のフォームの特徴は，力の向きが前ではなく，上方向である。そして，腕は後ろへ動き，脚が重心の前に伸びるので，体幹の運動量を止めるため，ブレーキとして働く。加齢とともに，腕は前後方向へ動くようになるが，空中では翼を広げたように左右に開き，その時の離陸角度は最適角度の45°以上である。この段階では，膝と腰に十分な屈曲と伸展はみられない。さらに成熟していくと，腕を前後に大きく振れるようになり，膝と腰も十分な屈曲と伸展がみられるようになる。加えて，離陸の時，腕を伸ばし，前へ動かすが，頭の高さを越えるほどではない。最も成熟した段階では，離陸の時，腕は活発に上方や前方へ伸ばし，頭の上まで十分に伸ばすことができるようになる。同時に，腰も伸びる。離陸する角度は45°以下になり，前方へ跳ぶという目的にかなった跳び方になる。また，初期には両足を同時に使って跳躍できず，片足踏切が多いが，加齢とともに両足踏切が可能になる。

表3-7 立幅跳動作の発達 (Malina et al., 1991)

発達段階	特徴
未熟な段階	①上方向に向かって踏み切る ②片足踏切が多い ③腕を後ろへ振り，ブレーキをかける
中間段階	①両足踏切ができるようになる ②両腕を広げて，安定をはかる ③膝と腰は十分に屈曲・伸展しない ④離陸角度が45°以上
成熟した段階	①腕や脚が十分に屈曲・伸展する ②離陸角度が45°より小さくなる

特に，腕の動作の加齢に伴う変化は走動作同様に，明確な特徴がある。最も未熟な段階では，腕は前ではなく，逆に後ろへ振られ，ブレーキの役目をはたしている。このことにより自分がコントロールできないほどの大きな運動量になることを防いでいる。そして，次の年齢段階になると，腕を翼のように広げたり，外側へ引き上げるようなパターンを示す。これはいずれも安定性を増すための動作である。しかし前への運動量を増加させる上では役立っていない。そ

して，次第に腕を前方へスウィングするパターンが多くなり，ついで後方スウィングから前上方へ有効なスウィングをする熟練したパターンへと発達する。

表 3-8 腕の使い方の発達 （Malina et al., 1991）

未熟な段階	運動方向と反対側へ動かすことによりブレーキをかけている
中間的な段階	踏み切りから空中で上方へ挙げて，バランスを保持する
成熟した段階	脚の伸展筋により発揮される運動量を増大するのに役立つような動き

3.5 投運動の発達

最も初歩の投動作は投げる方向に正対し，腕と体の動きは前後面で起こり，体幹の回転はなく，1ヶ所に足があるのが特徴である。それが加齢とともに，腕と体の動きに回転要素が加わり，運動が水平面で起こる。投げるために，準備段階では右に回転し，その後，左に回転する。足は以前同様動かない。さらに，投げる側の足の踏み出しが加わり，体幹の回転は幾分減少し，腰の屈曲は増すようになる。最も成熟したパターンでは，反対側の踏み出しが現れ，投げる手の反対側の足が準備局面で前に踏み出すようになる。そして，右利きの子どもでは投げる際，腰，体幹，肩が左に回転するので，体重が右足から左足へと，そして前へ移動するようになる。

表 3-9 投動作の発達 （Malina et al., 1991）

未熟な段階	①上体は投げる方向に正対 ②脚の踏み出しがない ③肘の伸展のみで投げる
中間的な段階	①脚の踏み出しがある ②投げる側の踏み出し
成熟した段階	①踏み出しが投げる側の反対 ②肩や腰のひねりと回転がみられる ③フォロースルーがある

3.6 操作系運動の発達

移動運動ほど明確ではないが，単純な操作系の運動も経年的に発達する。最も単純な運動は把握動作である。当初，さわるだけで握ろうとしないが，次第にいろいろなものに興味を示し，握ろうとするようになる。把握動作自体は，まず，大きいものや小さいものに関係なく手のひら全体を使って握ろうとする。それが，次第に小さく，軽いものは手の一部分で扱うようになる。これは5本の指の機能が分化し，別々に動かせることにより達成できるようになる。

表 3-10 把握動作の発達 （民秋ら，2003）

時　期	発現する動作
～19週	ものに触れない
20週	ものには単に触れるだけ
20～28週	握ろうとする
32週	手のひらで握る
36週	指でつかむ
52週	指でつまむ

3.7 運動の評価

どのスポーツにも共通して必要とされ，日常生活でも不可欠な動作を基礎運動能力という。基礎運動能力には，走，跳，投が最も基礎的な動作としてかかわっている。しかし，乳幼児の段階では，これらの基礎運動能力はまだ成人と同様な段階までは発達していない。概ね成人と同じレベルに達するのは小学校高学年といわれている。

プロの選手やオリンピック選手と比較すれば，差があるかもしれないが，通常の者の間では，小学校高学年以降はそれほどフォームに著しい違いはなくなる。そのような状況下では，「いかに速く，いかに強く，いかに遠く」といった観点から運動能力は評価される。したがって，運動の結果（パフォーマンス）を距離（m），速さ（秒），強さ（kg）で測定する。しかし，まだ十分に，大人と同じ合目的な動作をできない者を対象に，このような観点からその運動能力を測定しても意味はない。「不格好なフォームで，ころびそうになりながら速く走る子ども」と「大人と同じ，効率的なフォームでゆっくり走る子ども」ではどちらが望ましいだろうか。力いっぱい足下にたたきつけられたボールの投距離を測定しても，その距離は運動能力を反映しているとはいえない。したがって，幼児の運動能力は，結果（パフォーマンス）からではなく，過程（フォーム）から行う方が合理的である。

表3-11 評価の観点 （Malina et al., 1991）

観点	測定の内容	具体的測定項目	評価の方法論
過程	フォーム	腕の動き，脚の動き，腰の回転など　ジャンプする角度，腕の長さなど	①段階に分類する　②得点を割り当てる
結果	パフォーマンス	何m投げたか，何秒で走ったか	物理的尺度をあてがう

フォームからの評価では，典型的な未熟なパターンから，より成熟した典型的なパターンに分類して，それらのどれに分類できるのかという観点から行われる。また，それらに得点を与える場合もある。ただし，この場合の得点は間隔尺度ではなく，あくまで順序尺度なので，その後の分析に四則演算をすることはできない。また，このように，フォームという観点から評価した結果は，優れているか，劣っているという極端な例では，お互いに関連があり，同様の評価になる。しかし，中間層では違った評価になる場合が多い。

また，この評価法は，未熟なパターンから成熟したパターンへ，一方向的に変化することが大前提であるが，場合によってはそうならない場合もある。例えば，うまく投げる動作パターンをいったん身につけても，走りながらしようとすると未熟パターンに戻ったり，大きい球でうまくキャッチできても，小さい球になると未熟なフォームに逆戻りする場合もある。

4章 幼児の運動能力

4.1 幼児の運動能力の測定の問題点

　幼児の運動能力の測定の問題点は，成人の小型版として成人用の項目をそのまま使うことができないことである。

　その理由としては，まず，体力（運動能力）測定は全力を出しきることが大前提であるにもかかわらず，全力を発揮できない点である。その原因として，

①時間的観念がない。例えば，「速く，速く……」が理解できない。
②競争意識がない
③集中力がなく，数分でも同じ運動を継続できない。
④面白くないとやらない。

　次に，安全性の問題である。ストレスに弱く，自分の状態を自分自身で理解できない。幼児の場合，よく遊びすぎて，疲れて寝てしまうことがある。これは自分の限界を知らず，運動してしまうからである。したがって，幼児の運動能力の測定のために，幼児を低酸素環境，高温環境，低圧環境などにさらすことは避けなければならない。また，全身持久力の測定などのために長時間，持久走を強いることも避けるべきである。

　3番目の問題として，再現性が低いことである。幼児のパフォーマンスはやるたびごとに違い，再現性（項目の信頼性）が低い。本来，測定は同じ項目の，同じ人間の，同じ検者による結果であれば同じ結果でなければならない。トップアスリートの記録は再現性が高く，陸上競技や競泳では，前回の記録と数秒と違わないのが普通である。毎回違っていたら，何を測定しているのかわからない。望ましい信頼性は成人では0.9以上，せめて0.8が基準といわれているが，幼児の場合は，この基準を満たす項目はほとんどないといってよい。

　4番目の問題は，測定項目の妥当性の問題である。同じ項目でも，成人と幼児では測定している内容が全く違う場合がある。例えば，成人のソフトボール投げでは，上肢のパワーが中心で，多少協応性も関与しているといえる。しかし，幼児の場合は，同じソフトボール投げの動作でも，「地面にたたきつける」「全身を使わず，右手だけで投げる」「フォームがバラバラである」など，上肢の筋力よりも成人と同じフォームで投げれらるかが重要な問題となる。良いフォームで投げるために，右腕，左腕，脚など全身をうまく協応させることができるかが重要で，上肢のパワーよりも協応性が重要となり，同じ測定項目でも，成人と幼児では測定している内容が異なる（青柳，1996a）。

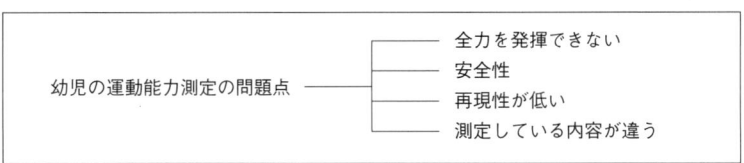

図4-1　幼児の運動能力測定の問題点

下の表は，成人用によく用いられる測定項目と，それを幼児に適用した場合の問題点を列記したものである。

表4-1　成人用測定項目と幼児に適用した場合の問題点

体力要素	成人用測定項目	問題点
パ　ワ　ー	ハンドボール投，垂直跳，立幅跳	測定内容が違う
筋　　　力	背筋力，握力，ベンチプレス	全力を発揮できない
筋 持 久 力	上体おこし	全力を発揮できない
全身持久力	1500m走，12分間走，踏み台昇降運動	全力を発揮できない　安全性の問題
柔　軟　性	立位体前屈	再現性の問題
協　応　性	ジグザグドリブル	再現性の問題
敏　捷　性	サイドステップ	全力を発揮できない
平　衡　性	閉眼片足立ち	全力を発揮できない

4.2　幼児の運動能力の測定

実際に，幼児の運動能力の測定はどのように行われているのだろうか。上で述べた幼児の測定上の問題点を全て解決した項目はない。

「全力を発揮させる」ためには，面白く，興味のわく工夫が必要である。例えば，走跳投などの運動遊びのパターンを素材にし，機械器具を使うような形式的な項目よりも自然的なパフォーマンステストにしたり，身体の部分的なものよりも全身的な運動を素材とした測定項目が必要である。そして，ストレスに弱いので，全身持久的な項目や実験（室）的な測定はやらない。また，測定内容も，筋力，パワー，筋持久力，全身持久力などエネルギー系を測定するよりも，平衡性，敏捷性，柔軟性，協応性など，エネルギーをうまく調節して発揮させる能力（サイバネティック系能力）を測定する工夫が必要である。しかし，再現性が低い点は致命的で，ある程度の再現性の低さを許容しなければならないであろう。

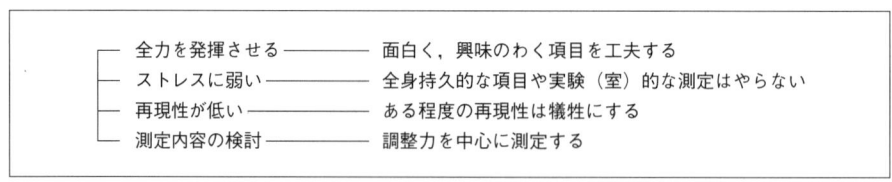

図4-2　幼児用測定項目作成上の留意点　(青柳, 1996a)

また，幼児では，パフォーマンステストやラボラトリーテスト（実験室で実施する測定）以外にも，主観評価による方法や行動観察も有効である。主観的評価は，特定の動作や運動が可能かどうかを親や保育士が観察し，○か，×かを判断する方法である。例えば，「はしを使える」「まりを5回程度つける」「1mぐらいの高さから跳び降りられる」「ブランコを立って漕げる」という動作ができるかどうかを日常の行動から判断するものである。特に，50％の者が実施可能な年齢を「運動年齢（motor age）」と呼ぶ。この方法の長所は，特別の器具が不要で，容易に実施できる点で，短所は客観性が低く，判断する人によって違う場合があることである（青柳, 1996a）。

4.3 基礎運動技能の発達

基礎運動技能とは，走，跳，投などの基本的運動を成就する（遂行する）能力であり，単にパフォーマンスともいう。潜在的な体力要素や運動能力に基づいて発揮され，実際に記録可能なものである。50m走やソフトボール投や立幅跳などが該当する。例えば，立幅とびというパフォーマンスは最も瞬発力の影響を受けるが，必ずしもそれだけでなく，協応性や柔軟性なども関与し，それらの総合的結果が「～cm」という記録に反映される。したがって，走跳投といった基礎運動技能のパフォーマンスも，調整力，筋力，柔軟性などの体力要素や運動能力の発達パターンの影響を受ける。

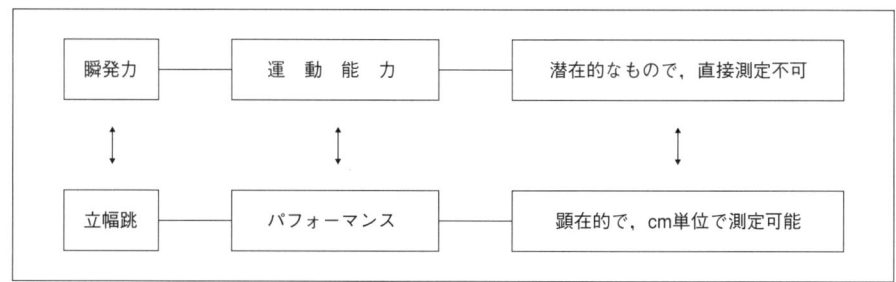

図4-3 運動能力（体力要素）とパフォーマンスの関係

スキャモン（Scammon）の発育曲線によると，身体各部の器官の発育パターンは，一般型，神経系型，生殖型，リンパ系型の4つに分類された。ここで，注意しなければならないのは，スキャモンの発育曲線は器官の重量の変化であり，直接，運動能力（機能）の発達パターンではないという点である。しかし，機能発達に全く関係ないというわけではなく，それらの発達の背景として，間接的に影響すると考えられる。つまり，神経系の重量が急増する時期には，神経系の機能も向上することが期待できるし，筋力や呼吸循環器の重量がそれほど増加しない時期には，機能もそれほど発達しないということがいえる（Tanner, 1990）。

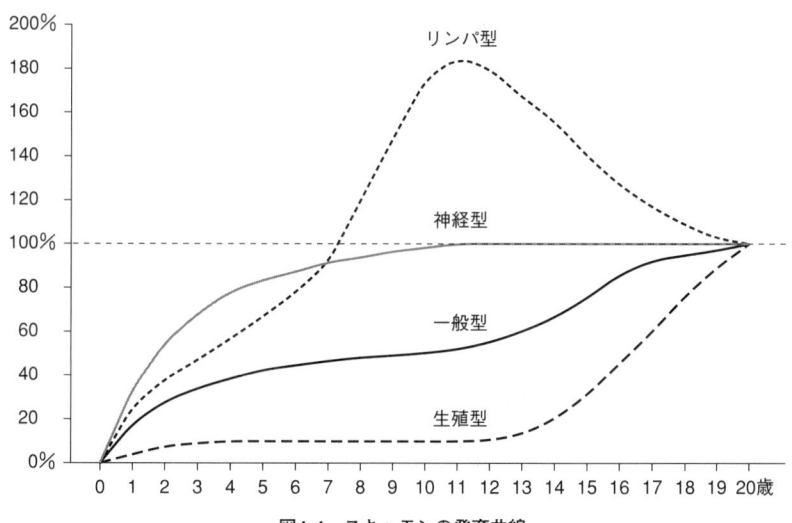

図4-4 スキャモンの発育曲線

以上のことから，幼児期はスキャモンの発育曲線によると，神経系の発育が急激な時期であるので，神経系の機能が主に関与するパフォーマンスは急激に向上することになる。

基礎運動技能は幼児期にそのほとんどが急激な発達傾向を示す。そして，伸び率からみると，「3歳から4歳」よりも「5歳から6歳」の方が大となる。このように，変化が急激なので，運動技能の測定や評価は半年単位が望ましいといわれている。また，女児は男児より半年遅れて発達する傾向がある。

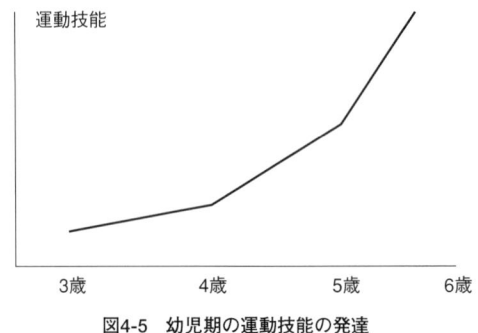

図4-5　幼児期の運動技能の発達

　また，運動技能には性差がみられ，立幅跳び，ボール投げ，打球・捕球，走技能などでは，男児が女児よりも優れている。これは比較的男児が広い空間を使って遊ぶことが原因と考えられる。反対に，長座体前屈，まりつき，なわとび，鉄棒などは女児の方が男児より優れている。これは，女児が比較的狭い空間を使って遊ぶことが原因と考えられる。思春期と異なり，幼児期には性ホルモンの分泌はないので，その性差は運動経験によるものである。「男の子は男らしい遊びをして欲しい，あるいはするべきだ」「女は女らしい遊びをするべきだ」という親などの社会的期待がより性差を生む原因となる（青柳，1996a）。

表4-2　運動技能の性差

男児の方が女児より優れている	女児の方が男児より優れている
立幅跳び	長座体前屈
ボール投げ	まりつき
打球・捕球	なわとび
走技能	鉄棒
（広い空間を使って遊ぶ）	（狭い空間を使って遊ぶ）

4.4　調 整 力

　神経系の発育に裏付けられた調整力の発達は，幼児期に発達が期待できる，運動能力の総称ともいえるもので，幼児期の運動成就に重要なものである。したがって，幼児の運動能力を調整力という観点から検討するのは非常に興味深い。しかし，調整力も構成概念なので，実体はなく，意味することは人によって多少違う。下の表は様々な人による調整力の定義の一部である（青柳，1996a）。

表4-3　様々な調整力の定義

調整力の定義	提唱者
①姿勢制御の能力	渡　部
②身体各部を統一して，1つのまとまった運動をする能力	松　浦
③随意運動と反射運動の各制御ループ	小　林
④視覚と筋力の協応，敏捷性，リズム，正確性，スピード，優雅さ	日　丸
⑤フィードバックの良さ	猪　飼
⑥時間的，空間的に正しく動作する能力	石　河

また，猪飼は，タイミング（timing），空間認知（spacing），力の調整（grading）から調整力が構成されるという「3次元展開図」というモデルを提案している。

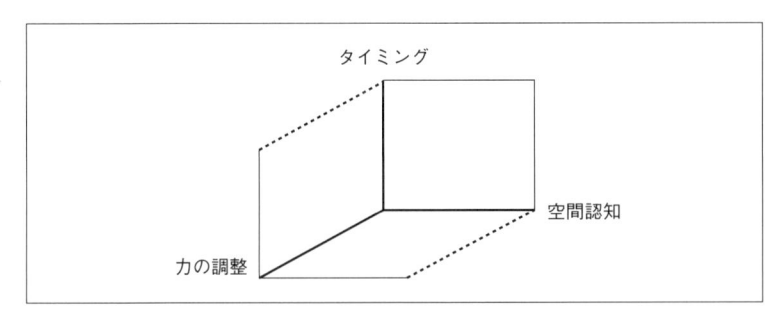

図4-6　猪飼のスキルの3次元展開図

調整力の優劣は運動成就全てに影響しないといわれている。これは，ボール運動がうまい子どもでも，平均台の上をうまく歩くとは限らないということで，個々の運動形態ごとの調整力があるという意味である。調整力は，各運動形態ごとに測定すべきである。下の表は，各運動形態別に調整力を測定する場合，運動形態（運動パターン）の分類に用いられるガラヒュー（Gallahue, 1987）の分類である。

表4-4　Gallahueの運動パターンの分類

運動系	運動要素	運動パターン
移動運動系 locomotion	単一要素	歩，走，跳
	複合運動	スキップ，登，滑る
操作運動系 manipulation	放出系	投，蹴，つく，ころがす
	受動系	捕，脚で止める（トラップ）
安定運動系 stability	体軸系	曲げる，ねじる，伸ばす
	動的及び静的	前転，横転，逆立ちする

様々な運動パターンに独自の調整力が関与しているということから，幼児にはいろいろな運動やスポーツを経験させる必要があり，幼児期に限られた運動しか経験していないと，その後の運動学習に支障があるという推論も成り立つ（青柳，1996a）。

4.5　身体運動発現の順序性

身体運動発現の順序性は神経系の成熟を背景に決まり，個人差が少ない。下の表は移動運動発現の平均的月齢である。特に移動運動は順序性が厳密である（高石ら，1981）。

表4-5　移動運動の順序性（高石ら，1981）

月齢	成就可能な運動動作
0ヶ月	胎児姿勢
1ヶ月	顎を持ち上げる
4ヶ月	支えれば座る
7ヶ月	一人で座る
9ヶ月	つかまり立ちができる
10ヶ月	四つん這いができる
12ヶ月	つかまって立ち上がる
13ヶ月	階段を四つん這いで登る
14ヶ月	一人で立つ
15ヶ月	一人で歩く

下の表は手掌の運動発現の月齢である。

表4-6 手掌運動の順序性 （高石ら, 1981）

月齢	成就可能な運動動作
5ヶ月	手のひらでつかむ
6ヶ月	手全体でつかむ
7ヶ月	橈（とう）骨側でつかむ
10ヶ月	親指と人差し指でつかむ

15ヶ月以降についても報告（津守ら, 1965）がある。

表4-7 津守らによる動作の発現と年齢との関係

月齢	成就可能な運動・動作
18ヶ月	20分くらい歩ける かなりよく走る 片手を支えられれば, 階段を上がる
21ヶ月	つま先で歩ける 椅子やテーブルから飛び降りられる 手すりを使って階段を上ったり, 降りたりする
24ヶ月	ものにぶら下がれる 両足でぴょんぴょん跳ぶ
30ヶ月	すべり台に登り, 滑れる 物につかまらず, 階段を上れる
36ヶ月	ブランコに立ってのれる 三輪車を乗って漕げる
42ヶ月	階段を2, 3段目から跳び降りられる
48ヶ月	片足ケンケンができる でんぐりがえしをする
54ヶ月	スキップができる
60ヶ月	ジャングルジムを上まで一人で登れる

4.6 働きかけの適時性

　身体の一部の機能は発達段階初期の一時期に適当な刺激が与えられないと, その後, その刺激に対応した機能発達が不可能であったり, 困難であったりする。一方, 適当な刺激を適当な期間与えると運動の発達が早くなる。このように, 発達段階の初期に適当な働きかけ（刺激, トレーニング）を行うことを「働きかけの適時性」という。例えば, ピアノ, 体操, バレエ, 水泳などは, 早くから働きかけを行うと発達が早い。しかし, 遅過ぎると, 機能発達が困難だったり, 不可能だったりする。また, 早過ぎると, 骨が曲がるなどの悪影響が出る（宮下, 1980）。

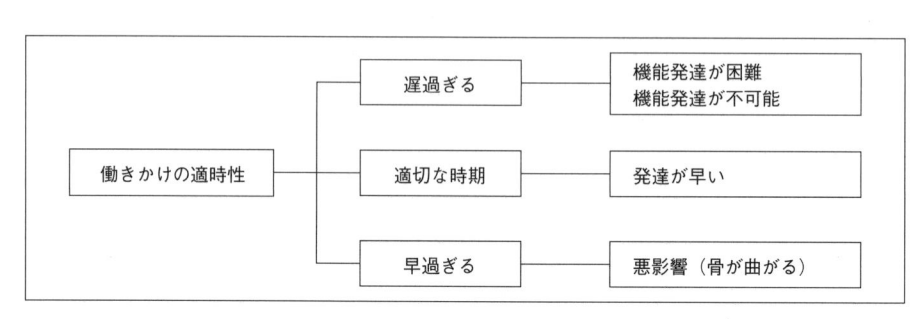

図4-7 働きかけの適時性

日本では昔から「芸事は6歳6月6日（満5歳）から始める」といわれている。これは，感覚能力が早熟であるので，芸事は早くから教育しなければ大成しないということを示している。

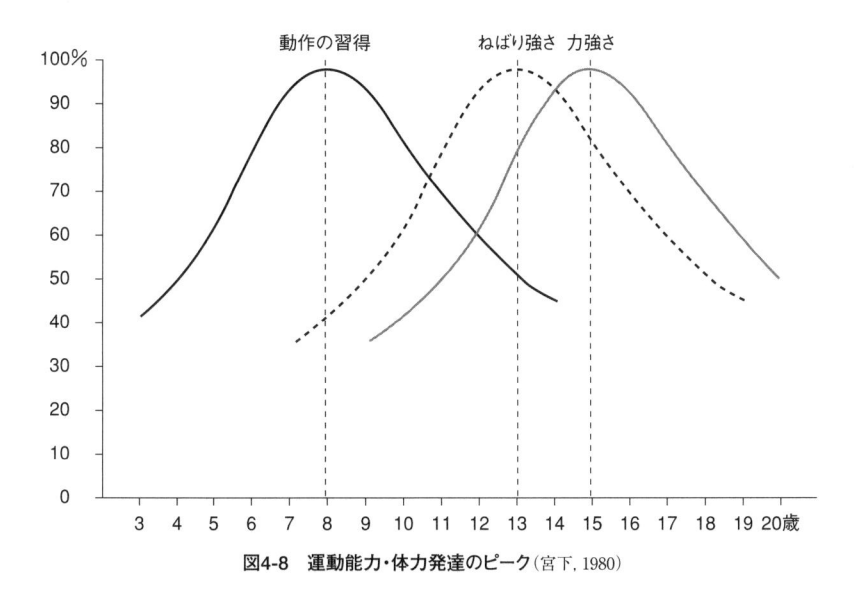

図4-8　運動能力・体力発達のピーク(宮下, 1980)

　宮下（1980）は，いろいろな遊具や器具を扱って遊べるようになったり，いろいろ複雑な動作が可能になるなど，「動作の習得」は8歳前後で最も発達が期待できると述べている。同様に，マラソンなど長時間の運動を継続してできるなどの「ねばり強さ」は13歳，重い物を持ち上げることができるなどの「力強さ」はやや遅れて15歳でその発達がピークを迎えると述べている。これは，同時にその時期にそれらの運動能力や体力を伸ばすような運動を体育の時間などで処方してあげれば，さらに伸ばすことができることを意味している。

5章 幼児の運動能力測定項目

5.1 幼児の運動能力測定の難しさ

　幼児を対象とする場合は，成人を対象とする場合とは全く異なった観点から項目を考える必要がある。例えば，測定は原則として全力を出すことが前提であるが，幼児の場合苦しい時や面白くない時はすぐに自分からやめてしまう。また，幼児は成人と同じフォームで様々な運動パターンを行うことができない。したがって，幼児期の運動能力は「できるだけ強く，遠くへ，速く」といった観点からではなく，「うまく，正確に，安全に，美しく」といった観点で意味がある。つまり，①楽しい運動遊びの中から測定の運動パターンを選ぶ。②ストップウォッチやメジャー（cgs単位）などで測るのではなく，「できた」「できない」といった評価も必要である。しかし，幼児自体の運動に再現性が低く，1回目と2回目の記録が全く異なったり，判定に主観評価が加われば加わるほど，客観性が低くならざるをえない。このような原因から，残念ながら十分な信頼性や客観性が得られない項目が用いられているのが現状である（青柳，1996a）。

　以下に示すのは，様々な研究で用いられている代表的な幼児の運動能力測定項目と，その測定方法である。

5.2 ボールハンドリング技能

5.2.1 まりつき Ball-bouncing（東京都立大, 1985）

準備	ゴムまり（市販の周径28～30cm，重量70～75gのゴムまり）。床上に直径150cmの円を描き，直径上円周から50cmのところに，初めの位置を示す印をつける。
方法	規定の円内で，まりつきが何回できるかを見る。円内の印のついたところに立ち，まりも，自分も円から出ないようにしてつく。始めまりを左の手のひらにのせ，右手でそれを上から押さえており，「始め」の合図でまりをつき始める。以後はどちらの手でついてもよい。左右交互についてもよい。ただし，①続けてつけなくなった時，②円外に人またはまりが出た時（線に触れた場合は失敗としない）は失敗とする。
記録	失敗せずに，まりが床にバウンドした回数を記録する。最初の一回も数えるので0はないことになる。3回実施して最もよいものをとる。

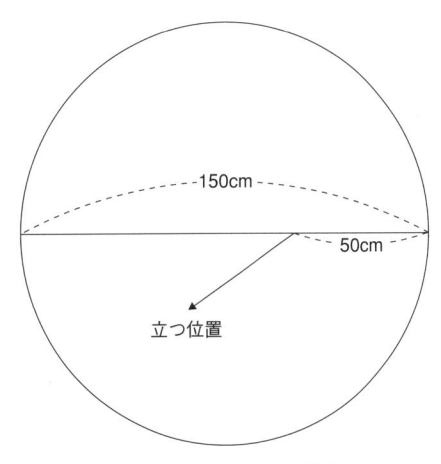

図5-1 まりつきの測定方法

5.2.2 キック的あて Kicking the ball to aim （青柳, 1996a）

準備	大型積木，ビニールテープ，ガムテープ，ドッジボール。ボールを置いた場所から5m先に大型積木を60cmの間隔に離して置く。
方法	被検者の前にボールを静止させて置く。被験者はそのボールを蹴って5m離れた2個の大型積木の60cmの間を通過させる。
記録	5回実施し，うまく通過したら1，そうでなければ0を各々記録する。角に当たっても入ればできたとする。また，角に当たって外に出た場合は不可とする。

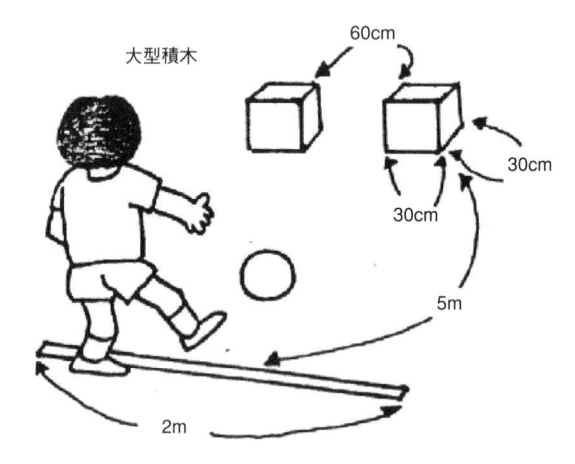

図5-2 キック的あての測定方法

図5-3 キック的あての経年的変化

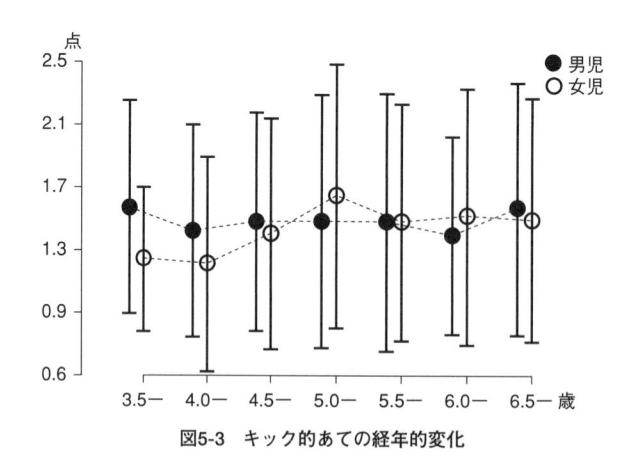

表5-1 キック的あての男女，年齢別の平均と標準偏差（点）

年齢	男児			女児		
	人数	平均	標準偏差	人数	平均	標準偏差
3.5～4.0(未満)	10	1.600	.663	7	1.286	.452
4.0～4.5	11	1.455	.656	16	1.250	.661
4.5～5.0	99	1.515	.672	90	1.444	.717
5.0～5.5	100	1.520	.781	94	1.670	.817
5.5～6.0	105	1.514	.794	119	1.513	.732
6.0～6.5	130	1.431	.607	113	1.549	.787
6.5～7.0	27	1.593	.782	19	1.526	.752

5.2.3 フライボールキャッチ Catching the flying ball（青柳, 1996a）

準備	中型ボール，石灰，ラインカー．
方法	被検者を一定の場所に立たせ，手を開いて捕球の準備をさせる．台（うんていや太鼓橋）の上から検者が合図を出してから2m50cmの高さからボールを落とす．手のひらでも，また抱きかかえるようにしてでもどちらでもよいが，落ちてくるボールを両手で落とさずにつかむ（捕球する）．
記録	5回実施し，うまく捕球できれば1，できなければ0を記録する．

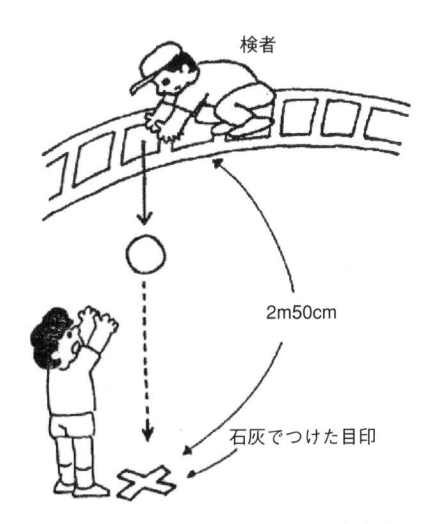

図5-4 フライボールキャッチの測定方法

図5-5 フライボールキャッチの経年的変化

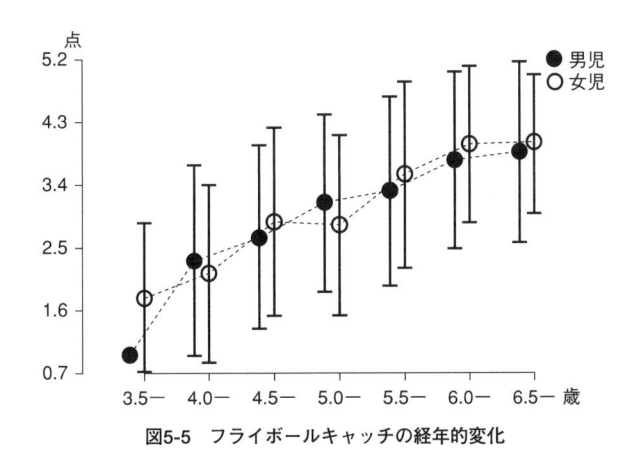

表5-2 フライボールキャッチの男女，年齢別の平均と標準偏差（点）

年　齢	男　児			女　児		
	人　数	平　均	標準偏差	人　数	平　均	標準偏差
3.5～4.0	9	1.000	.000	6	1.833	1.067
4.0～4.5	11	2.364	1.367	18	2.167	1.258
4.5～5.0	103	2.699	1.321	97	2.918	1.337
5.0～5.5	110	3.200	1.285	100	2.870	1.301
5.5～6.0	104	3.365	1.359	120	3.592	1.339
6.0～6.5	135	3.815	1.278	113	4.035	1.113
6.5～7.0	27	3.926	1.303	19	4.053	.999

5.2.4 テニスボール投げ Tennis ball throw (青柳, 1996a)

準備	テニスボール，ライン，石灰，メジャー。成人用と同じように，石灰でグラウンドに1mの円を描き，そこから延びるように中心角60°の扇形を描く。中心から1mおきにラインを引いておく。
方法	直径1mの円の中にテニスボールを持って立ち，オーバー・スローで投げる。勢いをつけてもかまわないが，投げ終わった後，円の外に出ないようにする。
記録	50cm単位で計測する。

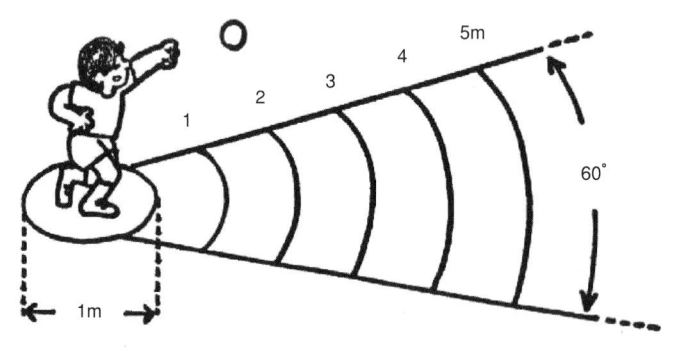

図5-6 テニスボール投げの測定方法

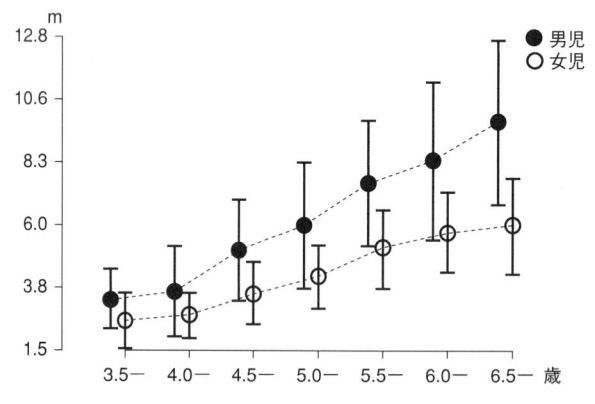

図5-7 テニスボール投げの経年的変化

表5-3 テニスボール投げの男女，年齢別の平均と標準偏差（m）

年齢	男児			女児		
	人数	平均	標準偏差	人数	平均	標準偏差
3.5～4.0	12	3.417	1.057	9	2.611	1.021
4.0～4.5	12	3.708	1.613	18	2.833	.816
4.5～5.0	106	5.189	1.837	98	3.658	1.122
5.0～5.5	110	6.092	2.297	103	4.233	1.119
5.5～6.0	105	7.607	2.282	121	5.263	1.398
6.0～6.5	136	8.480	2.870	113	5.881	1.474
6.5～7.0	27	9.870	2.977	19	6.079	1.772

5.2.5 ころがし的あて Rolling the ball to aim （青柳, 1996a）

準備	テニスボール，ガムテープ，大型積木（30cm×30cm×30cm），ビニールテープ。ボールを置いた場所から5m先に大型積木を置く。
方法	ビニールテープの手前にテニスボールを持って立ち，5m先の大型積木にテニスボールをころがして当てる。その際，ころがすスピードは問題にしない。
記録	角でも当たれば1，はずれたら0とし，5回の合計を得点とする。

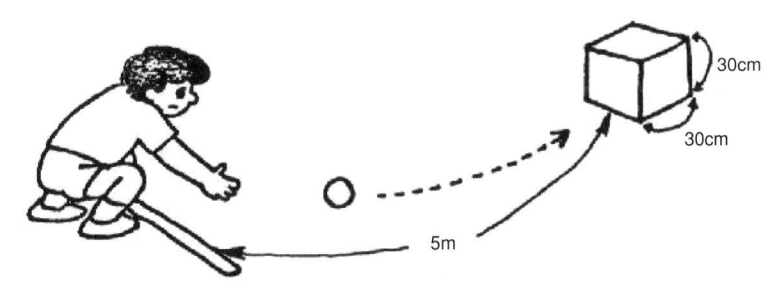

図5-8　ころがし的あての測定方法

図5-9　ころがし的あての経年的変化

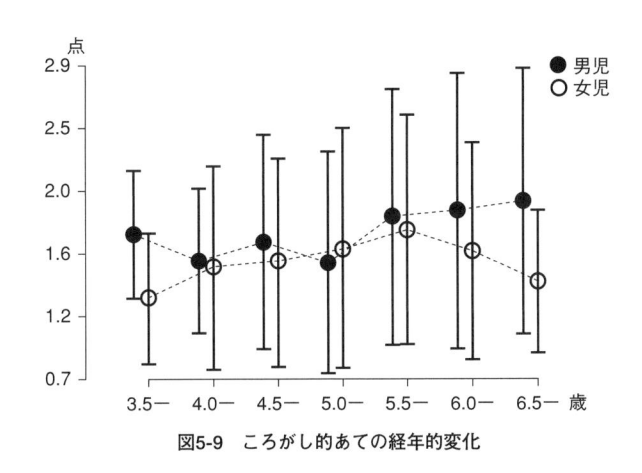

表5-4　ころがし的あての男女，年齢別の平均と標準偏差（点）

年齢	男児			女児		
	人数	平均	標準偏差	人数	平均	標準偏差
3.5～4.0	11	1.727	.445	7	1.286	.452
4.0～4.5	11	1.545	.498	16	1.500	.707
4.5～5.0	102	1.676	.743	93	1.538	.727
5.0～5.5	100	1.530	.768	99	1.626	.824
5.5～6.0	106	1.849	.888	126	1.762	.801
6.0～6.5	132	1.894	.956	112	1.607	.748
6.5～7.0	29	1.966	.928	20	1.400	.490

5.3 走技能

5.3.1 ジグザグ走 Zig-zag run（東京都立大, 1985）

準備	ストップウォッチ，ポール12本。縦20m，横7mの区域の中に1m間隔に6対のポールを立てる。各対のポールの距離は3mとし，出発線から初めのポールまでの距離は5mとする。誤ってポール間を通過しないようにポール間をテープでとめてもよい。
方法	出発線のポールの中央に立ち，出発合図によってスタートし，2本のポールの回りをう回しながら決勝線の2本のポールの間を通過する。
記録	記録は決勝線に胴が達するまでの時間を1/10秒まで計り，2回実施してよい方の記録をとる。
注意	身体がポールに触れてポールを倒した時はやりなおす。

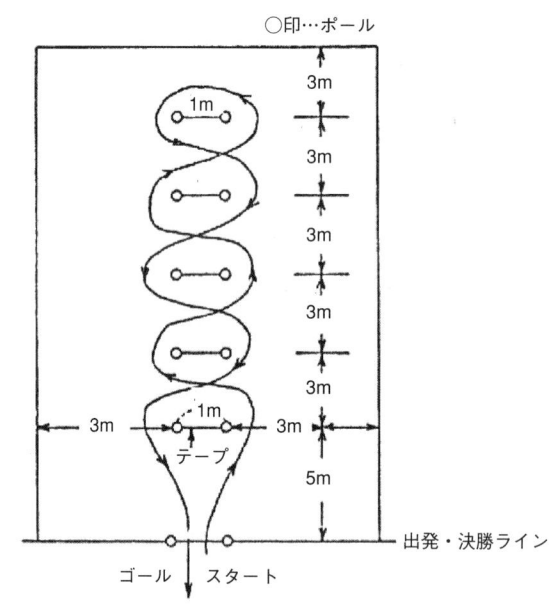

図5-10 ジグザグ走の測定方法

5.3.2 25m走 25m run （東京都立大, 1985；青柳, 1996a）

準備	ストップウォッチ，旗，30mの直線路を作り，25mのところに印をつけておく。
方法	スタートラインを踏まないようにして，両足を前後に開き，「用意」の姿勢をとる。「ヨーイ・ドン」の合図と同時に小旗を下から上にあげてスタートさせる。30mの直線路の端に旗を立て，そこまで疾走する。
記録	旗が上がってから，25m地点を通過するまでの時間を1/10秒単位で測る。
注意	男児どうし，女児どうし2～3人ずつ走らせる。また，励みが出るように，順番待ちをしている者にまわりで応援させてもよい。スタートがうまくいかない者には補助者が後に立ち，出発の合図とともに背中を軽く押してやってもよい。

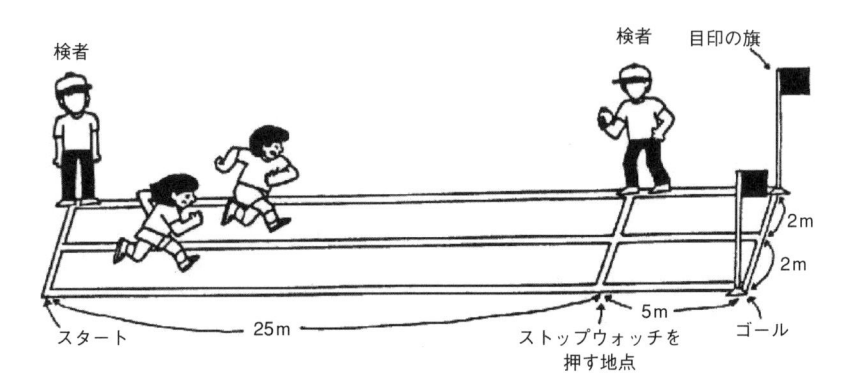

図5-11　25m走の測定方法

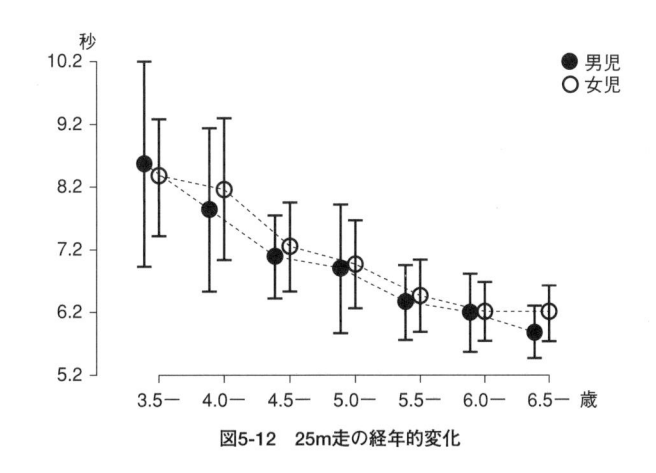

図5-12　25m走の経年的変化

表5-5　25m走の男女，年齢別の平均と標準偏差（秒）

年齢	男児			女児		
	人数	平均	標準偏差	人数	平均	標準偏差
3.5～4.0	11	8.600	1.606	9	8.400	.919
4.0～4.5	12	7.875	1.301	18	8.200	1.115
4.5～5.0	106	7.122	.648	99	7.281	.703
5.0～5.5	109	6.951	1.017	104	7.002	.705
5.5～6.0	106	6.398	.622	119	6.514	.578
6.0～6.5	134	6.243	.616	113	6.261	.460
6.5～7.0	27	5.930	.410	19	6.263	.427

5.3.3 ポテトレース Potato race（青柳, 1996a）

準備	お手玉，メジャー，ストップウォッチ，ビニールテープ。長さ1mのスタートライン用のテープを貼り，その後ろに50cm×50cmの四角をテープで作っておく。そして，その3m先にお手玉を置く場所を示すテープを貼る。
方法	スタートラインに立ち，「始め」の合図で3m先に置いてあるお手玉を1個ずつスタートラインの四角の中に運び込む。お手玉を四角の中に置く時は投げてはいけない。「始め」から3個全部お手玉を運び終わるまでの時間を計測する。
記録	1/10秒まで計測する。

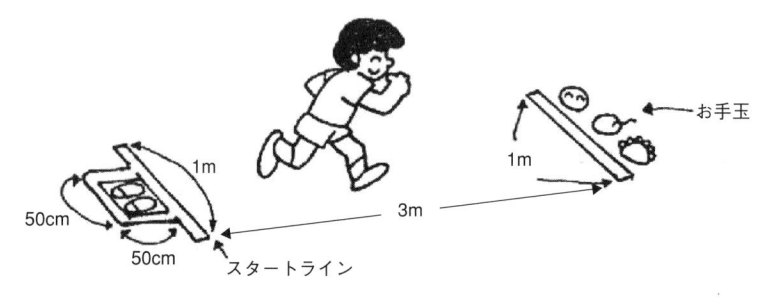

図5-13　ポテトレースの測定方法

図5-14　ポテトレースの経年的変化

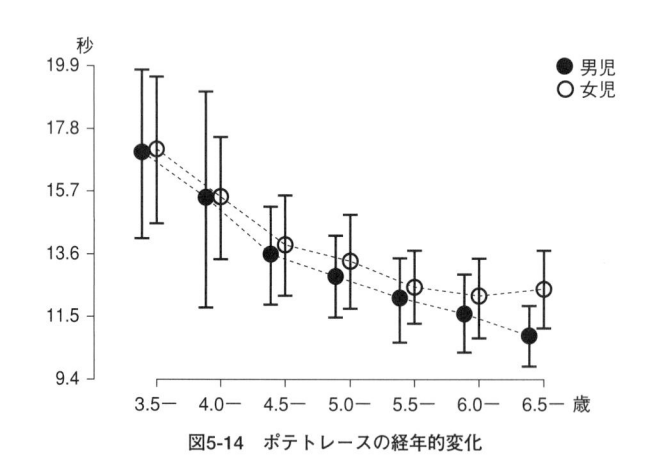

表5-6　ポテトレースの男女，年齢別の平均と標準偏差（秒）

年齢	男児			女児		
	人数	平均	標準偏差	人数	平均	標準偏差
3.5～4.0	11	17.082	2.861	7	17.171	2.471
4.0～4.5	12	15.517	3.620	17	15.571	2.029
4.5～5.0	107	13.625	1.655	99	13.973	1.705
5.0～5.5	106	12.916	1.406	103	13.387	1.556
5.5～6.0	106	12.115	1.434	125	12.554	1.232
6.0～6.5	133	11.663	1.318	114	12.216	1.349
6.5～7.0	29	10.907	1.002	20	12.455	1.303

5.4 跳技能

5.4.1 円周連続片足とび（片足けんけん）One-leg hopping around-circle （東京都立大, 1985）

準備	半径3.4mの外円（円周21.4mに相当する）と半径3.1mの内円（円周19.5mに相当）とで作られる幅30cmのほぼ円形コース（大体20mの円周コース）をビニールテープで作る。さらに，内円から約10cm離れた円つまり半径3.2mに該当するところでほぼ1mごとの目盛りをつける。
方法	測定は1人ずつ，「用意」，「ドン」の合図で片足とびを左廻り（時計と反対方向）に任意の地点からスタートさせ，疲れてけんけんができなくなるまで跳び続けさせる。途中で他側の足を床につけたら失敗とするが，重心が他側の足に全くかからず，軽く床に触れた程度は失敗とみなさない。ただし，途中で足をかえてはいけない。
記録	けんけんができなくなったところまでの距離を，つま先の位置で測定し1m単位で記録する。測定値の1m以下の端数は切り捨てる。
注意	失敗例は示範を交えて説明する。頑張らせるために，激励の言葉をかけて励ます。このテストは1回だけ行わせる。また，スタート地点から一周した時に終了と勘違いして止まる場合があるので，注意を要する。

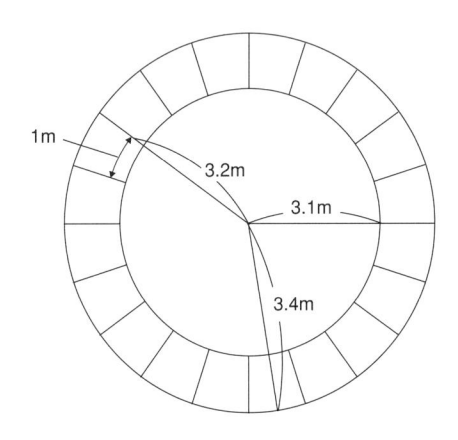

図5-15 円周連続片足とびの測定方法

5.4.2 けんけんとび Hopping （東京都立大, 1985）

準備	ストップウォッチ，スタートラインから10m先に旗を立てておく。そして，スタートラインから2m間隔でラインを引き，1mごとに印をつけておく。
方法	スタートラインに片足で立ち，「始め」でけんけんとびをし，旗までいったら，旗をまわってかえってくる。旗をまわる時，手を旗に触れてはいけない。
記録	スタートしてから，ゴールに入るまでの時間を1/10秒単位で測定する。
注意	途中で足をかえたり，両足をついたりした場合はやり直す。スタートしてから，ゴールに入るまでけんけんができない時は，けんけんのできた距離を記録欄に記入する。この測定は同一被検者に対して続けて行わない。

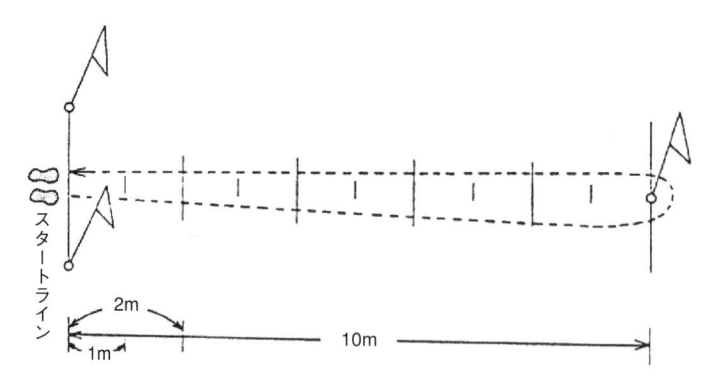

図5-16 けんけんとびの測定方法

5.4.3 両脚連続とび Beam cross-jump（東京都立大, 1985）

準備	メジャー，ストップウォッチ，チョーク（ビニールテープ），積木（幅5cm，高さ5cm，長さ10cm）10個。4m50cmの距離を，50cmごとに印をつけ，その印が積木の中心になるようにして10個の積木を並べる。
方法	被検者を最初の積木の前に立たせ，「始め」の合図で，両足を揃えてつけて，10個の積木を1つ1つ正確にそして迅速に連続して跳び越す。ただし，①両足を揃えてつけて跳ばない時，②積木を2個以上1度に跳び越した時，③積木の上にあがったり，蹴飛ばして散乱させた時はやりなおしとする。
記録	失敗せずに積木10個を跳び終わるまでの時間を1/10秒単位で測定する。2回行い，よい方を記録とする。
注意	速さだけを強調せず，正確さをまず強調し，示範する時は「お休みなしで跳ぶ」「兎さんのように跳ぶ」などの表現で跳び方を示してもよい。

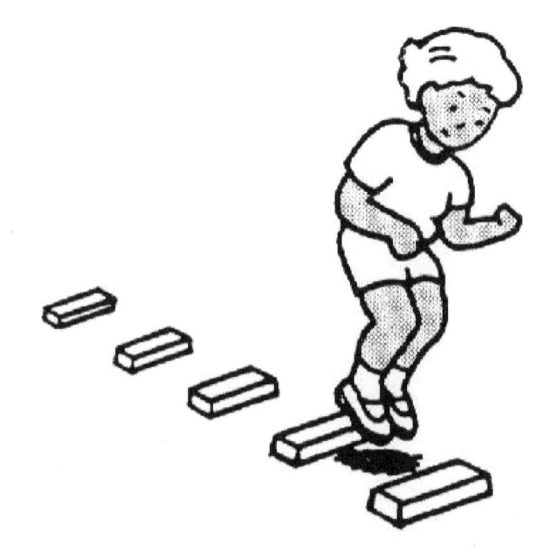

図5-17 両脚連続とびの測定方法（青柳, 1991）

5.4.4 立幅とび Standing broad jump（青柳, 1996a）

準備	ビニールテープ，メジャー。幅2mの踏み切り線をテープで作り，その線に垂直にメジャーを床に貼る。目印に25cmごとにいろいろな色のテープを踏み切り線に平行に貼る。
方法	踏み切り線を踏まないように両足を揃えて立ち，手を振り，両足を揃えて前方へ跳ぶ。踏み切り線から着地した足のかかとまでの距離を計測する。
記録	メジャーを目安に1cmまで計測する。斜めに跳んだ場合は，踏み切り線に垂直な方向の距離とする。
注意	2重踏み切りや片足踏み切りをしないように注意する。

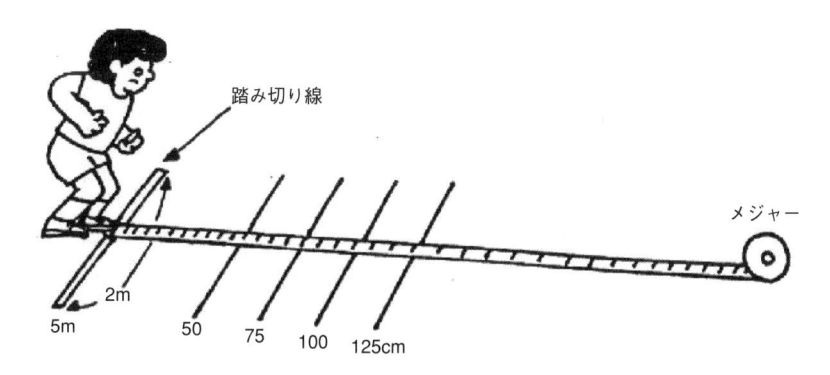

図5-18　立幅とびの測定方法

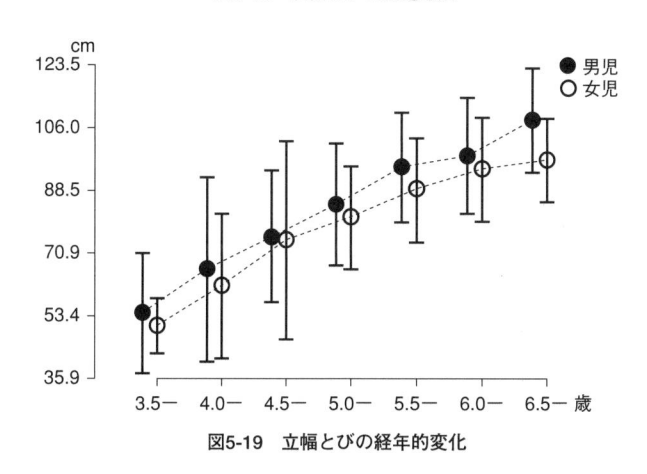

図5-19　立幅とびの経年的変化

表5-7　立幅とびの男女，年齢別の平均と標準偏差（cm）

年齢	男児			女児		
	人数	平均	標準偏差	人数	平均	標準偏差
3.5～4.0	9	54.444	16.654	8	51.000	7.599
4.0～4.5	12	66.833	26.047	17	61.824	20.400
4.5～5.0	105	76.029	18.622	97	74.773	27.634
5.0～5.5	102	84.863	16.867	102	81.275	14.304
5.5～6.0	106	95.340	15.343	126	89.198	14.587
6.0～6.5	133	98.444	16.272	114	94.798	14.692
6.5～7.0	29	108.759	14.759	20	97.250	11.648

5.4.5 両足とび Side jump （体育科学センター, 1976；青柳, 1996a）

準備	ストップウォッチ，メジャー，ビニールテープ。幅35cmのビニールテープを2本5mの長さに貼る。
方法	右側のラインの上に右足をのせて立ち，「始め」の合図で左側のラインを右足で踏むか，踏み越すように両足踏み切りで左へ跳ぶ。次に，同様右に跳ぶ。「やめ」と言うまでくり返す。
記録	反対側のテープの上，またはそれを越した場合，片道を1回と数える。「やめ」の時，空中にいた場合は数えない。

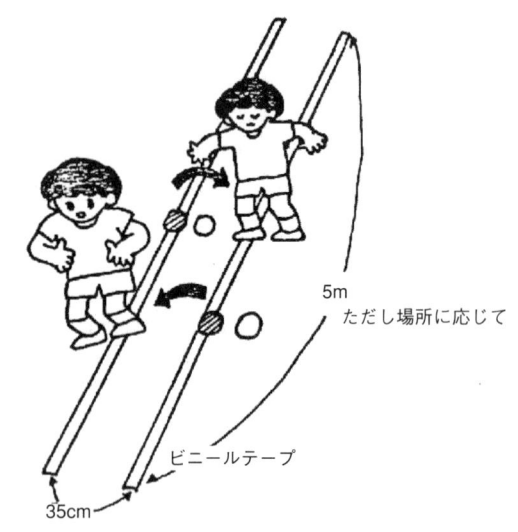

図5-20　両足とびの測定方法

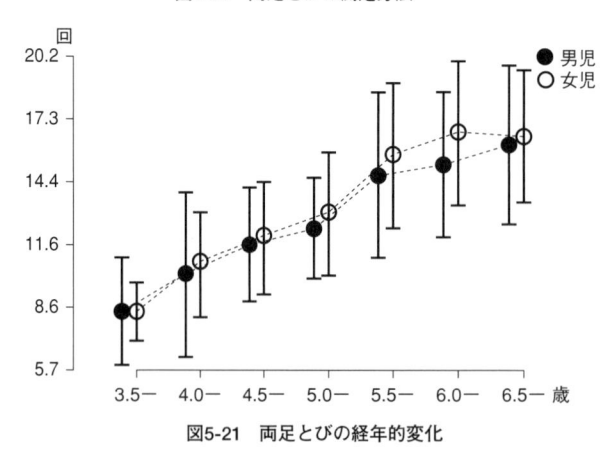

図5-21　両足とびの経年的変化

表5-8　両足とびの男女，年齢別の平均と標準偏差（回）

年齢	男児			女児		
	人数	平均	標準偏差	人数	平均	標準偏差
3.5～4.0	11	8.455	2.500	7	8.429	1.294
4.0～4.5	11	10.182	3.857	18	10.611	2.430
4.5～5.0	106	11.594	2.666	99	11.838	2.581
5.0～5.5	105	12.305	2.318	102	12.990	2.841
5.5～6.0	106	14.811	3.849	123	15.715	3.348
6.0～6.5	132	15.288	3.372	114	16.781	3.389
6.5～7.0	29	16.207	3.680	20	16.600	3.072

5.5 歩技能

5.5.1 平均台歩き　Balance beam walking（東京都立大, 1985）

準備	ストップウォッチ，高さ30cm，幅10cm，長さ3mの平均台（3m未満のものは2台つなげ，3m地点に印をつける）及び大型積木（30cm×30cm×30cm）。そして大型積木を平均台の両脇につけて設置し，スタート及びゴールを白ビニールテープでしるす。
方法	スタートラインを踏まないようにして積木上に立たせ，「始め」の合図でスタートさせる。平均台の上を手を横にあげて，バランスをとりながら足を交互に進めていく。歩行のできない幼児は，横向きで足を横にずらして進んでもよい。測定は，スタート地点から台上を歩行し，いずれかの足が3m地点を通過した時間（秒）を計時する。
記録	スタートから3m地点までの歩行時間をストップウォッチを用いて1/10秒単位で測定し，記録する。
注意	測定は1回とするが，途中で台上から落ちた場合は2回の試技をさせるが，2回とも途中で台上から落ちてゴールに達することができなかった場合は，測定不能として取り扱う。

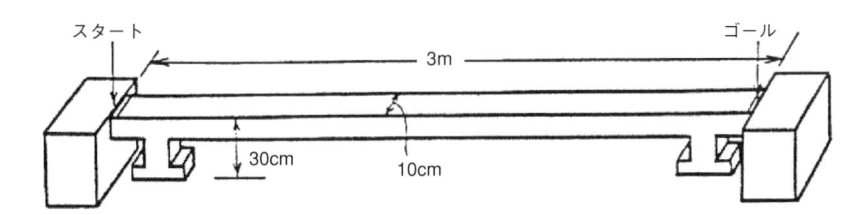

図5-22　平均台歩きの測定方法

5.5.2 目かくし直線歩行　Walking straight with eyes closed（青柳, 1996a）

準備	ハンカチ，メジャー，ビニールテープ。そして，ビニールテープで幅30cm，長さ3mの四角を床に作る。
方法	目かくしをしたら，被検者の体を1，2回回し，スタートラインに両足を揃えて立たせる。被検者は幅30cm，長さ3mの四角の中からはみ出さないようにゴールまで歩いていく。
記録	メジャーを目安に1cmまで測る。最後まで歩いたものは300（cm）とする。途中で四角の中からはみ出した場合は，そこまでの距離を測定する。

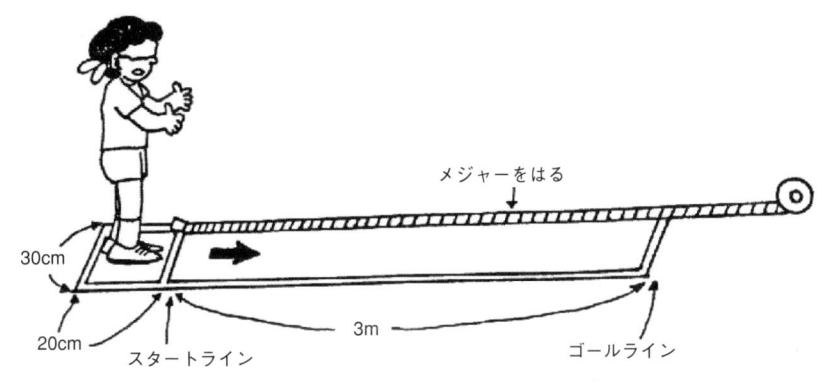

図5-23　目かくし直線歩行の測定方法

図5-24 目かくし直線歩行の経年的変化

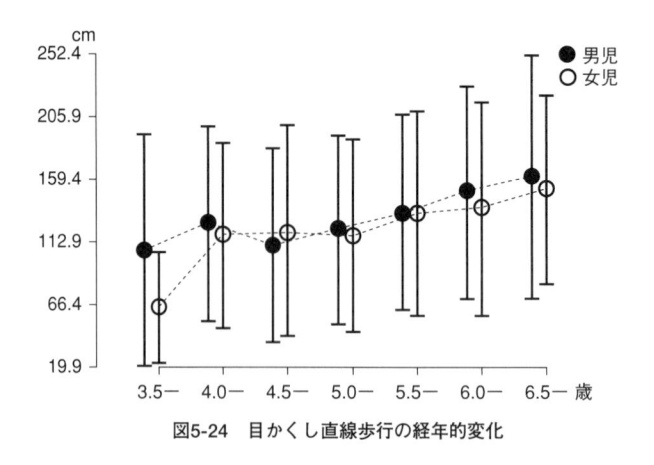

表5-9 目かくし直線歩行の男女，年齢別の平均と標準偏差（cm）

年　齢	男　児			女　児		
	人　数	平　均	標準偏差	人　数	平　均	標準偏差
3.5～4.0	11	107.500	86.514	7	64.143	41.389
4.0～4.5	11	126.636	72.545	17	118.088	68.883
4.5～5.0	110	111.568	72.035	98	120.847	78.735
5.0～5.5	107	122.972	69.979	104	117.923	71.583
5.5～6.0	107	136.028	72.721	124	134.847	75.616
6.0～6.5	134	150.854	78.711	113	138.097	79.222
6.5～7.0	26	161.558	90.807	21	153.381	70.225

5.6 回転技能

5.6.1 前転 Forward roll（青柳, 1996a）

準備	メジャー，ビニールテープ，マット。マットに25cm間隔に3本のビニールテープを平行に貼る。ただし，外側のテープと真中のテープの色は変える。
方法	幅25cm間隔で貼られた3本のビニールテープの真中のテープを基準にして，両側のテープからはみ出ないように前転する。
記録	次のように得点を与える。 　0：前転が全くできない，やらない。 　1：前転はできたみたいだが，基準線からはみ出てしまった。 　2：ラインから出ないで，かつ前転はできたが，最後寝たままの状態になってしまった。 　3：ほぼ完全なフォームで前転ができた。

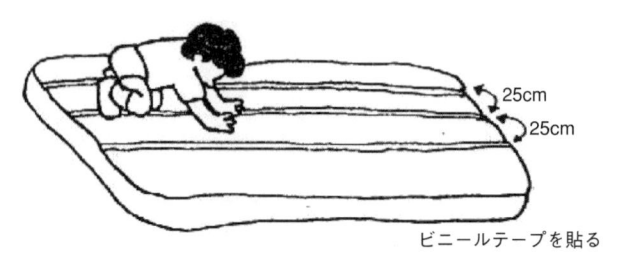

図5-25 前転の測定方法

図5-26 前転の経年的変化

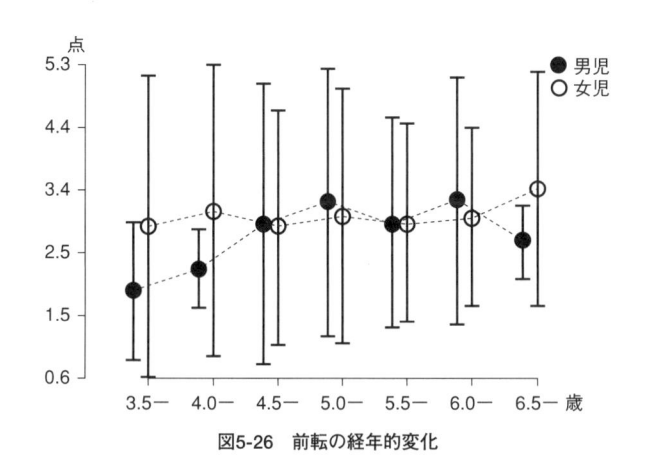

表5-10 前転の男女，年齢別の平均と標準偏差（点）

年齢	男児			女児		
	人数	平均	標準偏差	人数	平均	標準偏差
3.5～4.0	12	1.917	1.037	9	2.889	2.283
4.0～4.5	12	2.250	.595	19	3.105	2.198
4.5～5.0	117	2.940	2.113	105	2.867	1.789
5.0～5.5	118	3.254	2.018	110	3.045	1.928
5.5～6.0	113	2.956	1.599	132	2.947	1.484
6.0～6.5	146	3.288	1.865	119	3.042	1.343
6.5～7.0	29	2.655	.543	22	3.455	1.777

5.6.2 横転 Side roll （青柳, 1996a）

準備	メジャー，ビニールテープ，マット。マットに25cm間隔に3本のビニールテープを平行に貼る。ただし，外側のテープと真中のテープの色は変える。
方法	3本の基準線のうち，真中の線にベルトラインを合わせ，両手を頭の上で伸ばした状態で，横に寝かせる。そして，このまま左右に3回ずつ回る。
記録	1) 基準線からはずれないで回れたら1，できなければ0とする。 2) 頭の上に組んだ両手を離さなかったら1，離してしまったら0とする。 3) 得点は1) と2) を合計して求める。

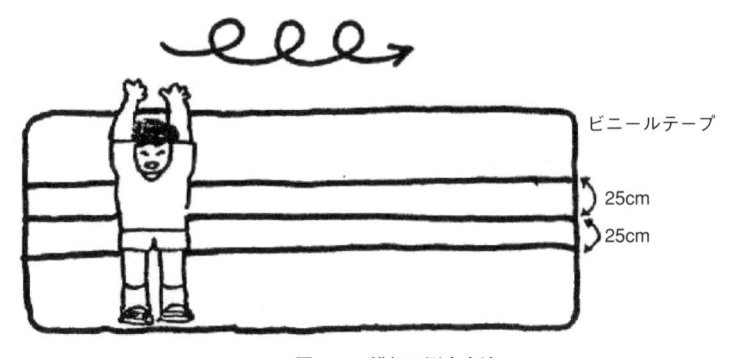

図5-27 横転の測定方法

図5-28 横転の経年的変化

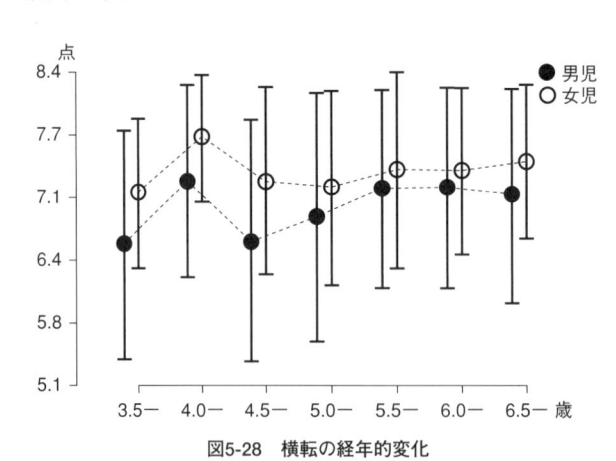

表5-11 横転の男女, 年齢別の平均と標準偏差（点）

年　齢	男　児			女　児		
	人　数	平　均	標準偏差	人　数	平　均	標準偏差
3.5～4.0	12	6.583	1.187	8	7.125	.781
4.0～4.5	12	7.250	1.010	17	7.706	.666
4.5～5.0	106	6.632	1.261	98	7.255	.983
5.0～5.5	106	6.877	1.308	101	7.188	1.012
5.5～6.0	107	7.178	1.040	126	7.365	1.013
6.0～6.5	133	7.180	1.054	114	7.360	.870
6.5～7.0	29	7.103	1.125	20	7.450	.805

5.6.3　一回旋とび Jumping full turn （青柳, 1996a）

準備	ビニールテープ，メジャー。ビニールテープを直角に十文字に貼る。
方法	貼られたテープのうちの1本をまたいだ形をスタートとして，その場から右（左）へ90°，180°，270°，360°ジャンプしながら，回転してテープをまたいで立つ。同様に左（右）についても行う。
記録	次のような基準で，成功は1，失敗は0として，左右各角度の得点の合計を求める。 　失敗：完全に回旋できなかった，あるいは着地した時大きくバランスをくずして足が動いた時。 　成功：着地した両足のうち片方の向きが各々の角度以上回旋していればよい。

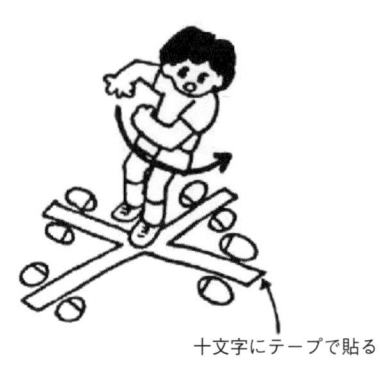

十文字にテープで貼る

図5-29　一回旋とびの測定方法

図5-30 一回旋とびの経年的変化

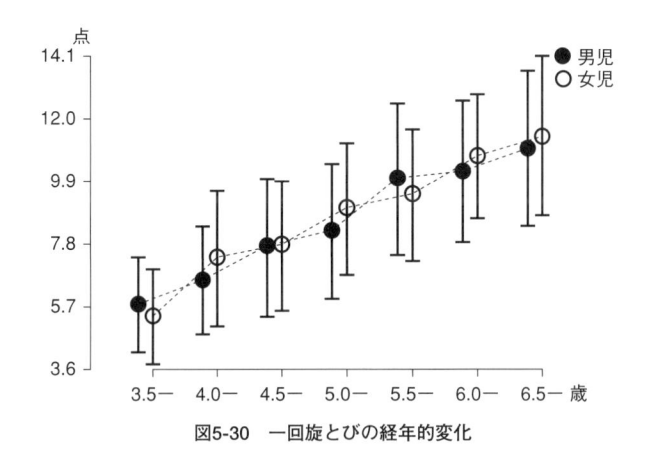

表5-12 一回旋とびの男女，年齢別の平均と標準偏差（点）

年　齢	男　児			女　児		
	人　数	平　均	標準偏差	人　数	平　均	標準偏差
3.5～4.0	10	5.800	1.600	8	5.375	1.576
4.0～4.5	10	6.600	1.800	18	7.333	2.236
4.5～5.0	109	7.725	2.322	99	7.758	2.147
5.0～5.5	110	8.245	2.237	104	8.990	2.177
5.5～6.0	107	10.028	2.530	124	9.492	2.227
6.0～6.5	135	10.274	2.368	112	10.768	2.087
6.5～7.0	26	11.038	2.579	20	11.450	2.617

注）ただし，ここでは2回の合計点について示している。

5.7　懸垂技能

5.7.1　懸垂 Extended arm hang（青柳, 1996a）

準備	ストップウォッチ，低鉄棒（あるいはうんてい）。
方法	肩幅と同じくらいの間隔で低鉄棒（うんてい）を握ってぶらさがる。この姿勢のまま，低鉄棒にぶらさがっている時間を計測する。低鉄棒が高い場合は検者が持ち上げてやり，低い場合は膝を曲げさせる等して調整する。
記録	1/10秒まで計測する。
注意	「ガンバレ」「もうすこし」等の声をかけて激励してやるとよい。

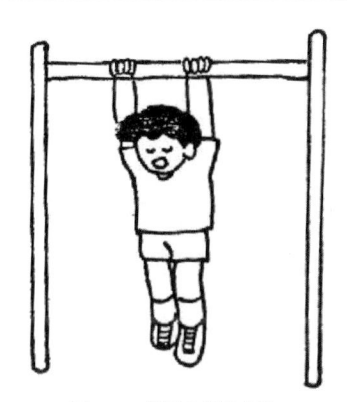

図5-31　懸垂の測定方法

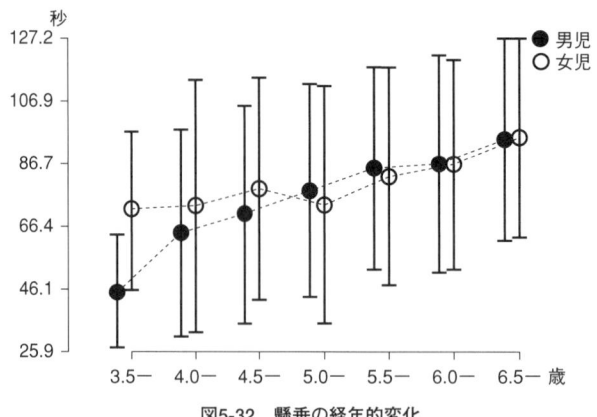

図5-32 懸垂の経年的変化

表5-13 懸垂の男女, 年齢別の平均と標準偏差 (秒)

年齢	男児			女児		
	人数	平均	標準偏差	人数	平均	標準偏差
3.5～4.0	10	45.520	18.304	9	71.844	25.402
4.0～4.5	12	64.542	33.482	18	73.111	41.138
4.5～5.0	106	70.606	35.465	99	78.720	36.199
5.0～5.5	111	77.950	34.418	102	73.725	38.282
5.5～6.0	105	85.523	32.863	119	82.686	35.687
6.0～6.5	136	87.025	35.028	113	86.465	34.224
6.5～7.0	27	94.844	32.331	19	94.942	32.262

5.7.2 体支持持続時間 Timed dipping (東京都立大, 1985)

準備	ストップウォッチ, 被検者が立って腕を体にそって下げた時に肘の高さぐらいの机2個を肩幅にあけておく.
方法	机と机の間に被検者を立たせ, 「用意」の合図で, 両腕を曲げ, 手をそれぞれの机の上に置く. そして, 「始め」の合図で, 両腕を伸ばしながら足を床から離す. この姿勢を両腕で体重を支えられなくなるまで続ける. 腕が曲がったときや手のひら以外の身体のどの部分でも机や床に触れた時は失敗とする.
記録	足が床を離れてから, 失敗するまでの時間を秒単位で測定する.
注意	失敗例は示範を交えて説明する. 頑張らせるために, 激励の言葉をかけて励ます. このテストは1回だけ行わせる.

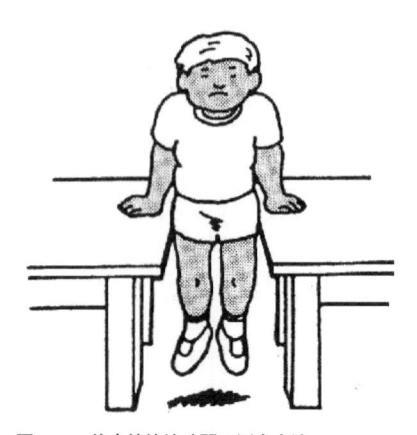

図5-33 体支持持続時間の測定方法 (青柳, 1991)

5.8 前屈技能（柔軟性）

5.8.1 長座体前屈 Sit-and-reach （東京都立大, 1985；青柳, 1996a）

準備	物差し，チョーク（ビニールテープ）。ビニールテープで20cmの直線（踵と踵の間の距離）とその直角二等分線を貼り付けておく。
方法	机の上に足を伸ばして座り，踵の間隔を20cmに開く。被検者は両手を揃えて伸ばし，足の間におく。上体を前屈しながら両手を机の面にそって前方にできるだけ伸ばす。
記録	指先が達した最も遠くのところに印をつけ，踵と踵を結んだ線からの距離をcm単位で測る。線を越した時は（＋），達しない時は（－）をつけて記録する。
注意	被検者の膝が曲がるのを防ぐために，補助者は被検者の後方から膝を両手で押さえる。

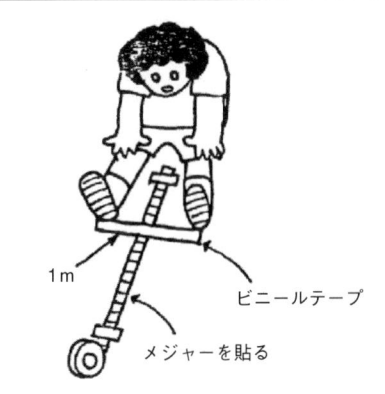

図5-34　長座体前屈の測定方法

図5-35　長座体前屈の経年的変化

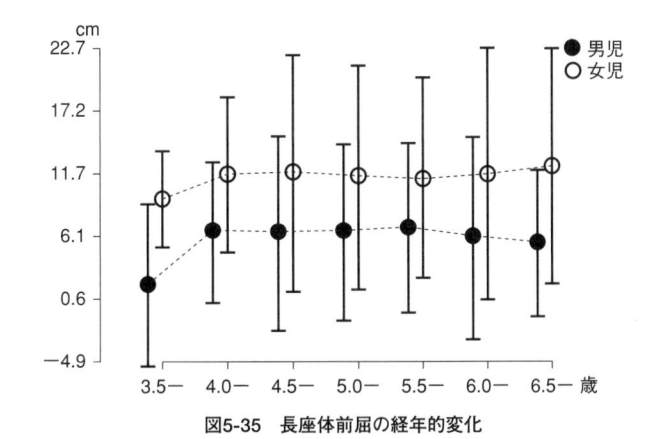

表5-14　長座体前屈の男女，年齢別の平均と標準偏差（cm）

年齢	男児			女児		
	人数	平均	標準偏差	人数	平均	標準偏差
3.5～4.0	10	1.950	7.080	8	9.438	4.172
4.0～4.5	12	6.625	6.093	18	11.556	6.874
4.5～5.0	109	6.477	8.608	99	11.807	10.452
5.0～5.5	110	6.614	7.770	104	11.389	9.858
5.5～6.0	107	6.933	7.557	124	11.302	8.848
6.0～6.5	134	6.000	8.860	111	11.631	11.041
6.5～7.0	25	5.520	6.399	20	12.325	10.347

5.9 直立技能（平衡性）

5.9.1 棒上片足立ち One-leg beam balance（東京都立大, 1985）

準備	ストップウォッチ，平衡棒（幅3cm，高さ3cm，長さ30cm）。
方法	平衡棒をよく安定するように床上に置く。被検者は支持足をまっすぐ伸ばして棒上にのせ，もう一方の足を静かに床から離す。そして，棒上で，できるだけ長く平衡を保つように立つ。ただし，①あげた足が，床，棒及び支持足に触れた時，②支持足の膝が曲がった時，③体のどの部分でも床や棒に触れた時，④支持足が動いたり，棒が動いた時は失敗とする。
記録	右足，左足2回ずつ交互に行い，あげる足が床から離れてから失敗するまでの時間を1/10秒単位で測定し，右足，左足ともそれぞれよい方を記録する。

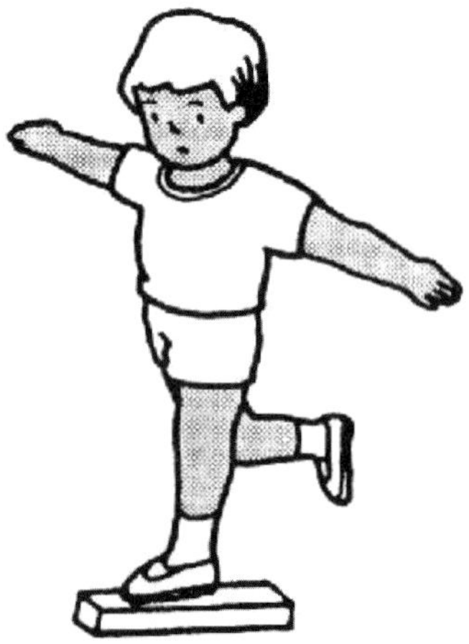

図5-36　棒上片足立ちの測定方法（青柳，1991）

5.10 這う技能

5.10.1 熊歩き Crawling run（青柳, 1996a）

準備	旗，旗立て，ビニールテープ。長さ2mのスタートライン用にテープを貼り，その先5mに目印の旗を立てる。
方法	両手・両足を床につき，スタートラインの後ろに立つ。この時お尻はできるだけ高く上げさせる。そして，そのままの姿勢で前の旗の回りをぐるり一周して，また，もどってくる。スタートしてから最後両足がゴールに入るまでの時間を計測する。
記録	1/10秒まで計測する。
注意	できるだけ，お尻を高くして行わせる。手は指だけつけて這うのはやり直し。しっかり四つん這いになって走らせるようにする。

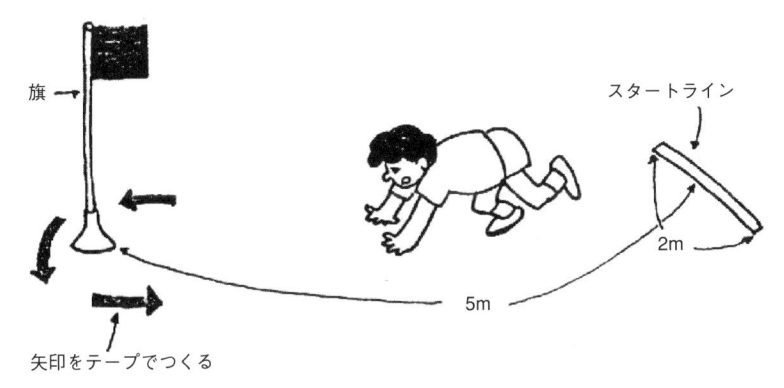

図5-37 熊歩きの測定方法

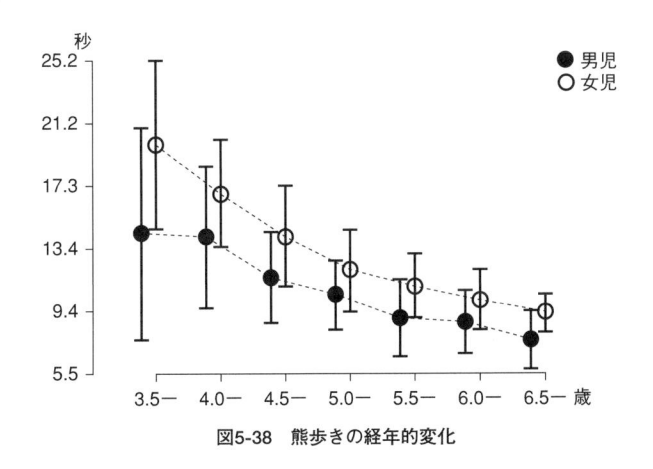

図5-38 熊歩きの経年的変化

表5-15 熊歩きの男女，年齢別の平均と標準偏差（秒）

年 齢	男　児			女　児		
	人　数	平　均	標準偏差	人　数	平　均	標準偏差
3.5～4.0	7	14.300	6.688	9	19.911	5.274
4.0～4.5	10	14.070	4.471	18	16.817	3.426
4.5～5.0	108	11.522	2.852	99	14.138	3.116
5.0～5.5	110	10.412	2.213	104	11.991	2.555
5.5～6.0	108	9.004	2.432	123	11.001	2.046
6.0～6.5	135	8.696	1.976	112	10.068	1.871
6.5～7.0	25	7.580	1.824	20	9.255	1.199

5.11 複合動作技能（調整力）

5.11.1 とびこしくぐり Jump over and crawl under（体育科学センター, 1976；青柳, 1996a）

準備	ものさし，ストップウォッチ，大型積木，ゴムひも，ガムテープ，ビニールテープ。高さ35cmに大型積木や椅子を利用してゴムひもを張る。ゴムひもの下から10cm離れた場所にスタートラインのビニールテープを床に貼る。
方法	「用意」の合図でスタートラインの手前に立ち，「始め」の合図で，両足踏み切りでゴムひもを跳び越え，後ろを振り向いて，今度はゴムひもの下をゴムひもにさわらないようにくぐり抜ける。この動作を5回くり返す。この時の所要時間を記録する。
記録	1/10秒まで計測する。

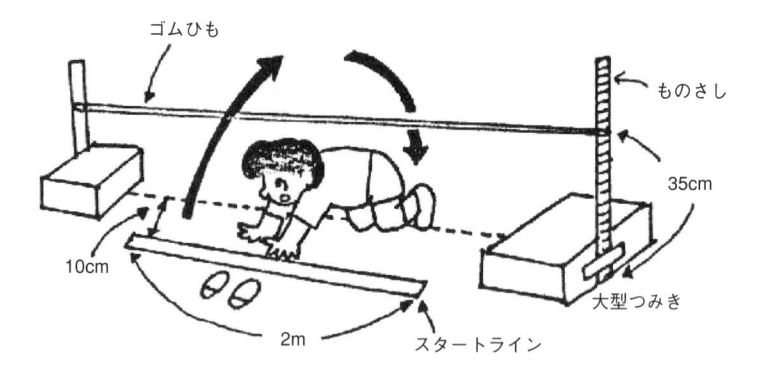

図5-39 とびこしくぐりの測定方法

図5-40 とびこしくぐりの経年的変化

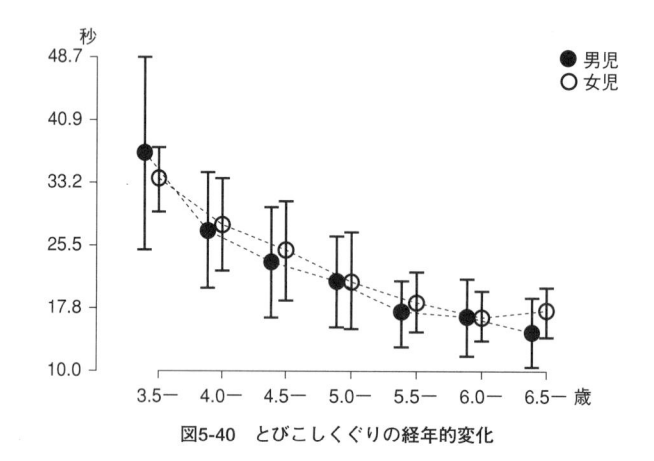

表5-16 とびこしくぐりの男女，年齢別の平均と標準偏差（秒）

年　齢	男　児			女　児		
	人　数	平　均	標準偏差	人　数	平　均	標準偏差
3.5～4.0	9	36.889	11.767	7	33.700	3.961
4.0～4.5	10	27.430	7.110	15	28.213	5.682
4.5～5.0	108	23.471	6.836	97	24.820	6.037
5.0～5.5	108	21.170	5.619	104	21.210	5.909
5.5～6.0	106	17.133	4.048	124	18.531	3.697
6.0～6.5	135	16.639	4.746	112	16.685	3.126
6.5～7.0	26	14.769	4.215	20	17.385	2.990

5.12　形態測定値

表5-17　身長の男女，年齢別の平均と標準偏差（cm）

年　齢	男　児			女　児		
	人　数	平　均	標準偏差	人　数	平　均	標準偏差
3.5～4.0	11	98.209	3.473	9	95.222	2.476
4.0～4.5	12	99.067	4.531	19	100.905	3.517
4.5～5.0	115	102.762	3.779	102	102.084	3.932
5.0～5.5	113	106.842	4.123	105	106.330	4.289
5.5～6.0	112	108.437	3.945	129	108.608	4.318
6.0～6.5	143	112.660	4.300	117	112.858	4.470
6.5～7.0	29	112.517	4.981	22	112.973	4.100

表5-18 体重の男女, 年齢別の平均と標準偏差 (kg)

年齢	男児			女児		
	人数	平均	標準偏差	人数	平均	標準偏差
3.5～4.0	11	16.345	1.277	9	15.167	1.054
4.0～4.5	12	15.525	1.961	18	15.622	1.896
4.5～5.0	115	16.462	1.907	102	16.010	2.208
5.0～5.5	113	17.723	2.697	105	17.441	2.091
5.5～6.0	112	17.919	1.890	129	17.970	2.279
6.0～6.5	143	19.796	3.218	117	19.657	2.757
6.5～7.0	29	19.110	2.211	22	19.509	3.263

表5-19 座高の男女, 年齢別の平均と標準偏差 (cm)

年齢	男児			女児		
	人数	平均	標準偏差	人数	平均	標準偏差
3.5～4.0	5	56.540	.884	2	55.550	1.050
4.0～4.5	3	55.600	3.721	2	57.350	.450
4.5～5.0	64	57.614	4.233	61	57.708	2.711
5.0～5.5	62	59.865	3.145	69	59.355	3.608
5.5～6.0	79	60.197	2.770	72	60.490	2.814
6.0～6.5	88	62.517	2.689	67	62.239	2.233
6.5～7.0	16	62.725	2.456	10	62.810	1.751

表5-20 胸囲の男女, 年齢別の平均と標準偏差 (cm)

年齢	男児			女児		
	人数	平均	標準偏差	人数	平均	標準偏差
3.5～4.0	6	54.133	.916	3	52.267	.759
4.0～4.5	7	52.271	1.282	9	52.589	1.562
4.5～5.0	66	54.123	2.629	66	52.930	2.907
5.0～5.5	64	55.189	3.158	68	54.557	3.423
5.5～6.0	82	55.066	3.569	77	53.865	2.803
6.0～6.5	93	56.939	4.352	72	55.593	3.435
6.5～7.0	16	56.700	3.277	10	56.290	4.066

表5-21 下肢長の男女, 年齢別の平均と標準偏差 (cm)

年齢	男児			女児		
	人数	平均	標準偏差	人数	平均	標準偏差
3.5～4.0	10	49.850	2.986	9	48.767	1.536
4.0～4.5	12	50.783	3.817	18	52.572	2.459
4.5～5.0	109	54.157	2.729	99	54.890	2.885
5.0～5.5	108	56.914	2.558	103	56.813	2.970
5.5～6.0	108	57.580	2.776	124	58.278	2.787
6.0～6.5	134	59.843	5.088	111	60.925	3.468
6.5～7.0	26	61.065	3.768	20	61.170	2.962

6章 体力の構造と測定

6.1 体力の構造と定義

6.1.1 体力の構造

一概に「体力」と呼ばれるが、その意味する内容はかなり多様である。日常生活では徹夜で勉強できたり、なかなか風邪をひかなかったり、精神的な苦痛に耐えることも「体力がある」と表現する。体力の定義を広範囲に考えれば、病気にならないことや精神的な耐性も含まれるであろうが、これらはその程度を測定することは容易ではない。また、スポーツ科学で扱う内容としては適切ではない。したがって、スポーツや日常生活での身体活動を積極的に行う際に関与するものに限定して考える。しかし、それでも体力を構成する要素、つまり体力の構造は扱うものによって異なり、唯一のものが確立しているわけではない。

まず、体力は大きく形態と機能に分けて考えられる。狭い意味での「体力」は機能面のみを考える場合があるが、機能と形態測定値は無関係ではなく、その関連が無視できないことから体力の中に含まれることが多い。

形態測定値は長育、幅育、量育、周育の4領域に分けられる。長育は体の長軸方向の長さに関する測定値である。身長や上肢長（腕の長さ）がこれに含まれる。幅育は幅に関する測定値で、肩幅や腰幅等がこれに含まれる。周育は周囲の長さに関する測定値で、胸囲や上腕囲等が含まれる。量育は身体組成（体の中身の内容）に関する測定値で、体重や脂肪量を測定する皮脂厚（皮下脂肪の厚さ）などがある。上肢や下肢の周育測定値は筋肉量の間接的測定値であるので、筋力とも関連がある。また、胸囲は肺活量（肺の大きさ）の間接的測定値であるので呼吸機能とも関連がある。

機能には、①筋力、②瞬発力、③筋持久力、④敏捷性、⑤協応性、⑥平衡性、⑦柔軟性、⑧全身持久力に分類される。

表6-1 体力の構成要素

形　態	長育、幅育、量育、周育
機　能	筋力、瞬発力、筋持久力、敏捷性、協応性、平衡性、柔軟性、全身持久力

6.1.2 機能の定義

各々、筋力、瞬発力、筋持久力、敏捷性、協応性、平衡性、柔軟性、全身持久力は以下のように定義されている。

1) 筋力とは、筋肉が収縮することによって生じる力であり、全ての運動に関与する。握力や背筋力等によって測定される筋力は筋肉の長さは不変で、一時的な最大筋力を指す。最大筋力は筋肉の横断面積に比例するので、太い筋肉ほど大きな力を発揮する。

2) 瞬発力とは、瞬発的に大きな力を出して運動を起こす能力のことで、パワーと同義語に

用いられ，力×速度として表現される。体育，スポーツの場における運動の多くは瞬発的に強い力を出すことが要求されるので，瞬発力はほとんどの運動成就にとって非常に重要な要因である。

3) 筋持久力とは，用いられる筋群に負荷のかかった状態でいかに長時間作業を続けられることができるかという能力である。筋肉が収縮する際，必要とされるエネルギーはアデノシン三燐酸，クレアチン燐酸，筋グリコーゲンなどから補給される。しかし，息をしないで運動できる限界（無酸素的運動）はアデノシン三燐酸では1～2秒，クレアチン燐酸では約10秒，筋グリコーゲンでは40～60秒といわれている。筋持久力はこれら筋肉での局所的なエネルギー変換効率に依存する。

4) 敏捷性とは，身体を素早く，正確に動かして方向を転換したり，刺激に対して正確に反応したりする能力をいい，反応速度や動作の反復速度に関与する。

5) 協応性とは，調整力とも呼ばれ，身体各部及び各運動器を統一して，1つのまとまった全身的な，または局部的な運動を成就したり，身体の内外からの刺激に対応して運動する能力のことである。各運動パターンには，各運動パターン固有の協応性が存在すると考えられている。

6) 平衡性とは，身体の姿勢を保つ能力をいい，平衡性の維持は姿勢反射によってなされる。平衡性は歩いたり，跳んだりする運動の中で姿勢の安定性を意味する動的平衡性と，静止した状態での安定性を意味する静的平衡性に区別される。姿勢反射は筋肉での感覚器が筋肉の張力や長さを感知し，知覚神経を通して脊髄へ，その情報を伝え，脊髄からその情報に対して姿勢を維持するのに必要な命令が運動神経を通して筋肉に伝わる。平衡性の優劣は，これらの一連のフィードバック機能がスムーズに行われているかに依存する。

7) 柔軟性とは，身体の柔らかさを表す能力で，主に関節部の構造・靭帯・筋膜の弾性・筋の伸展性によって決定される。柔軟性は運動をスムーズに大きく，美しく行うことに関与する。

8) 全身持久力とは，呼吸循環系の持久力とも呼ばれ，全身的な運動を長時間継続して行うことに関与し，筋への酸素及び栄養の供給・老廃物の除去が重要な役割をはたす。したがって，肺での呼吸機能（外呼吸機能）や細胞での呼吸機能（内呼吸機能），酸素の運搬能力，心臓の収縮力，血管の弾性，赤血球数や全血液量などの機能が関与する。

表6-2 体力の定義 (青柳, 1996b)

	下位領域	下位領域	定　義
体力	形態	長育	身体の長軸方向の長さ
		幅育	幅に関する測定値
		量育	身体組成（身体の中身の内容）に関する測定値
		周育	周囲の長さ
	機能	筋力	筋肉が収縮することによって生じる力
		瞬発力	瞬発的に大きな力を出して運動を起こす能力
		筋持久力	用いられる筋群に負荷のかかった状態でいかに長時間作業を続けられることができるかという能力
		敏捷性	身体を素早く，正確に動かして方向を転換したり，刺激に対して正確に反応したりする能力
		協応性（調整力）	手足を巧みに動かし，安全に，スムーズ，美しく運動する能力
		平衡性	身体の姿勢を保つ能力
		柔軟性	身体の柔らかさを表す能力
		全身持久力	全身的な運動を長時間継続して行う能力

6.2 体力の測定項目

次の表に体力の下位領域（体力要素）と，それらを測定するのによく用いられている項目を示した。しかし，これは小学校高学年以上を対象にした場合である。項目によっては成人と幼児で，その測定している内容が違う場合がある。例えば，成人のボール投は上肢の瞬発力を測定しているが，幼児のボール投の記録の長短は，協応性の影響を大きく受ける。それは幼児の場合，まだ成人と同様の成熟した運動動作をできないので，その測定値の優劣が体力要素の優劣ではなく，運動動作をいかにうまくできるかで決まる。したがって，幼児の場合，ほとんどの運動で，成熟した運動動作の成就に大きく関与する協応性（調整力）が測定値・記録の優劣に関与する。

表 6-3 体力の構造と測定項目（東京都立大学，1985）

	下位領域	下位領域	定義
体力	形態	長育	身長・座高・胴長・上肢長・下肢長・指極
		幅育	肩幅・胸幅・胸厚・腰幅
		量育	体重・皮下脂肪厚
		周育	胸囲・腹囲・腰囲・上腕囲・前腕囲・大腿囲・下腿囲
	機能	筋力	握力・背筋力・脚筋力・屈腕力
		瞬発力	垂直とび・立幅とび・走幅とび・100m走・50m走・ハンドボール投げ
		筋持久力	腕立伏臥腕屈伸・上体おこし・懸垂腕屈伸・斜懸垂腕屈伸
		敏捷性	反復横跳・シャトルラン（往復走）
		協応性（調整力）	棒反応時間・全身反応時間・バービーテスト・ステッピング・ジグザグドリブル・ジグザグ走
		平衡性	閉眼片足立ち・棒上片足立ち
		柔軟性	立位体前屈・伏臥上体そらし
		全身持久力	踏み台昇降運動・運動後息こらえ・最大換気量・最大酸素負債量・最大酸素摂取量・持久走・急歩・肺活量・12分間走

6.3 運動不足と体力の低下

毎年，10月の体育の日になると，文部省（文部科学省）の体力・運動能力調査結果が発表になり，子どもの体力の低下が報告されるようになった。例えば，「体格はよくなったが，それに見合った体力がない」「背筋力が低下している」「身体が固くなった」などがいわれている。

背筋力の測定値は，背中にある多くの筋肉，臀筋，手指の筋肉，脚や腰の筋肉，上肢の筋肉などほとんどの筋肉が関与しているので，「背筋力の低下＝全身の筋力の低下」を意味していると考えることができる。背筋力の低下は腰痛の原因ともなる。さらには，姿勢の悪化にもつながると考えられる。また，身体が固い，つまり，柔軟性が衰えているとも指摘されている。

これらの共通した原因としては，運動不足があげられる。昔の子どもは，公園や校庭で汗をかきながら走り回り，ボールを投げるなど全身を使って遊ぶのが普通であった。しかし，最近はテレビが普及し，テレビゲームが爆発的に広まり，遊びの中心が屋外から屋内に移っている。そして，塾などの習い事で子どもの自由な時間がなくなり，時間的にも子どもの遊びは制限を受けるようになった。このような条件下で，子どもは全身の筋肉を発揮する遊びをしなくなり，家の中でテレビやテレビゲームなどの非活動的な遊びが中心になった。このように，運動する時間の減少も体力低下に拍車をかけていると考えられる（戎，2000）。

7章 形態の発育

7.1 発育の概観

7.1.1 発育の区分

　本来，発育や発達は連続的かつ，累積的な現象で，不連続的・段階的なものではない。しかし，便宜上いくつかの発育発達段階に区分して考えられている。

　まず，乳児期，幼児期，児童期，青年期という分け方である。これは発育発達的側面のみならず，学校区分などとも対応があり，最も一般的である。

　高石ら（1981）は発育速度の急速な時期と，そうでない時期から次のように4つの時期に区分している。まず，胎児期から乳児期を経て，幼児期前半までの急激な発育を示す時期で，これを「第1発育急進期」と呼んでいる。そして，その後10歳までの比較的発育がゆるやかな時期を経て，11～15歳にかけて再び急激な発育をする「第2発育急進期」を迎える。この時期は思春期に相当し，男女でその年齢は多少異なる。そして，20歳前後までその速度が落ちる漸減期となる。

　宮下ら（1983）は，シュトラッツ（Straz）の充実期と伸長期という2つの概念からの分類を紹介している。ここで，充実期とは体重・胸囲など体の幅の発育が盛んな時期のことで，伸長期とは身長・下肢長など身体の長さの発育が盛んな時期を意味している。この区分によると，乳児期（0歳），第1充実期（1～4歳），第1伸長期（5～7歳），第2充実期（8～10歳），第2伸長期（10～15歳），第3充実期（15歳～）となり，最後に成熟期を迎える。

　松浦（1975）は，胎児期（受精から出生まで），乳児期（生後1年，離乳まで），幼児前期（1歳から2歳まで），幼児後期（3歳から5歳まで），児童期（6歳から11歳まで），思春期（男子11歳から16歳，女子10歳から15歳，第2次性徴が発現する時期），青年期（思春期以後20歳まで），成年期（成年期後60歳まで），老年期（60歳以後）に分類している。

表7-1　学校レベルによる区分

年齢段階	区分名
0～2歳	乳児期
3～6歳	幼児期
7～12歳	児童期
13～20歳	青年期

表7-2　高石ら（1981）による区分

年齢段階	区分名
乳児期～幼児期前半	第1発育急進期
11～15歳	第2発育急進期

表7-3 シュトラッツによる区分

年齢段階	区分名
0歳	乳児期
1～ 4歳	第1充実期
5～ 7歳	第1伸長期
8～10歳	第2充実期
10～15歳	第2伸長期
15歳～	第3充実期

7.1.2 発育曲線の分類

発育曲線の分類としてはスキャモン（Scammon）による分類が有名である（Tanner, 1990）。彼は様々な年齢の死体の各臓器の重量を測り，それらを年齢ごとにプロットしていくとそれらの間に類似したパターンがあることを見いだした。つまり，リンパ系型，神経型，一般型，生殖型である。

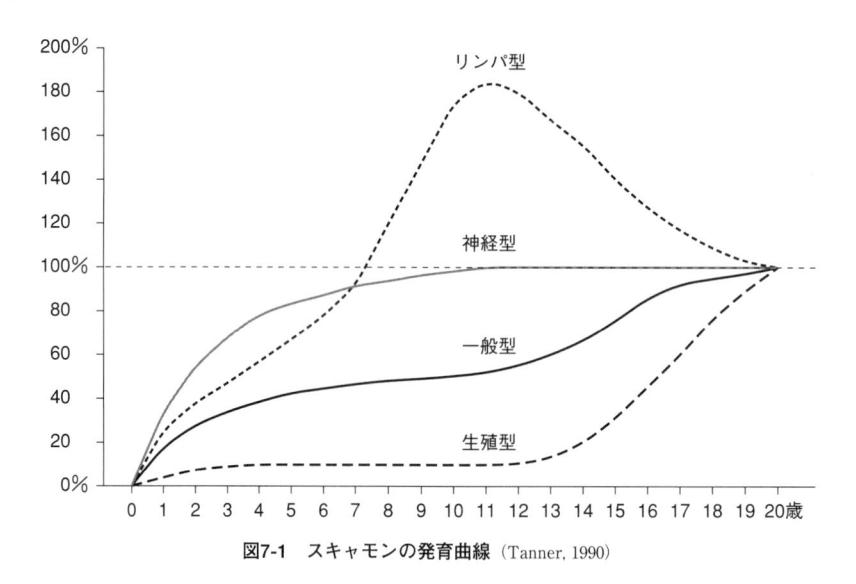

図7-1 スキャモンの発育曲線（Tanner, 1990）

一般型は，2重S字カーブと呼ばれるカーブを描くもので，骨格，筋肉，内臓が含まれる。そして，神経系型は初期に急激に発育するもので，脳，眼球など神経が多く分布する臓器がこのパターンに分類される。生殖型は後期に，特に思春期に急激に発育するもので，卵巣，精巣など生殖器が分類される。そして，リンパ系型は急激に発育し，いったん200％に達し，その後徐々に低下する。これには胸腺，リンパ腺などが含まれる。

表7-4 各発育型に属する臓器・器官（高石ら, 1981）

	臓器・器官など
リンパ系型	胸腺・リンパ節・扁桃・アデノイド・腸間リンパ組織
神経型	脳・硬脳膜・脊髄・眼球・頭部計測値
一般型	全身・外的計測値（頭部を除く）・呼吸器・消化器・腎臓・大動脈ならびに肺動脈・脾臓・筋肉系・骨格系・血液量
生殖型	睾丸・卵巣・副睾丸・子宮・前立腺・精嚢

7.2 形態発育の経過

7.2.1 形態測定値の分類

各形態測定値はお互いが全く独立して発育しているわけではなく，お互いが関連し合っている。それは各形態測定値がでたらめに発育したら，化け物みたいになってしまい，人間らしくなくなってしまうからである。松浦（1975）や高石ら（1981）は，お互いに発達パターンの類似した測定値の分類を行っている。高石らは，長育，幅育，周育，量育に分類し，松浦は長育，幅育，量育にまとめている。松浦の分類では，幅育に高石らの周育も分類されている。

長育は，身体の長軸にそった計測値で，代表的なものとして身長，座高，下肢長などがある。幅育は，身体の長軸と直角に交わる方向の計測値で，代表的なものとしては肩幅，腰幅などがある。そして，周育は，身体各部の周囲を計測するもので，頭囲，胸囲などが含まれる。また，量育は，身体の量的計測値で，体重及び皮下脂肪である。

表7-5 形態測定値の分類

長　育	身体の長軸にそった計測値
幅　育	身体の長軸と直角に交わる方向の計測値
周　育	身体各部の周囲の計測値
量　育	身体の量的計測値

7.2.2 長　育

長育の代表的測定値である身長は，胎児期では妊娠中期に最も大きな伸びを示し，出生時には身長50cmになる。そして，満1年で出生時身長の約1.5倍，満5年で約2倍になる。児童期は第1発育急進期と第2発育急進期の谷間で，発育はゆるやかであるが，児童期後半は第2発育急進期になり，急激な発育を示す。ただし，女子は男子より早く始まり，男子は15歳で出生時の3倍になるが，女子は14歳ですでに3倍になる。思春期では特に個人差が大きく，発育速度のピークは一般に女子が男子より約2年先行するが，ピーク年齢における発育速度は一般に男子が大である。

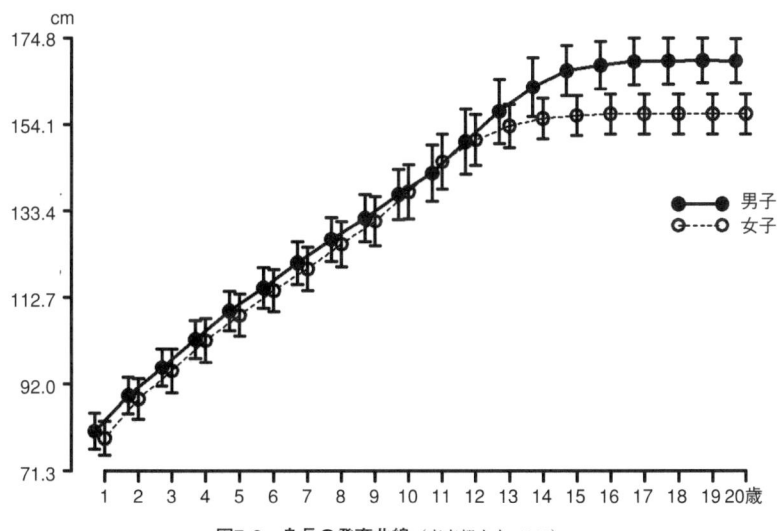

図7-2 身長の発育曲線 （東京都立大，1985）

座高は，9歳まで男子の値が女子の値よりも大きいが，10歳で逆転し，その後12歳まで女子の座高が高くなる。さらに13歳で再び男子が女子より大きな値を示す。

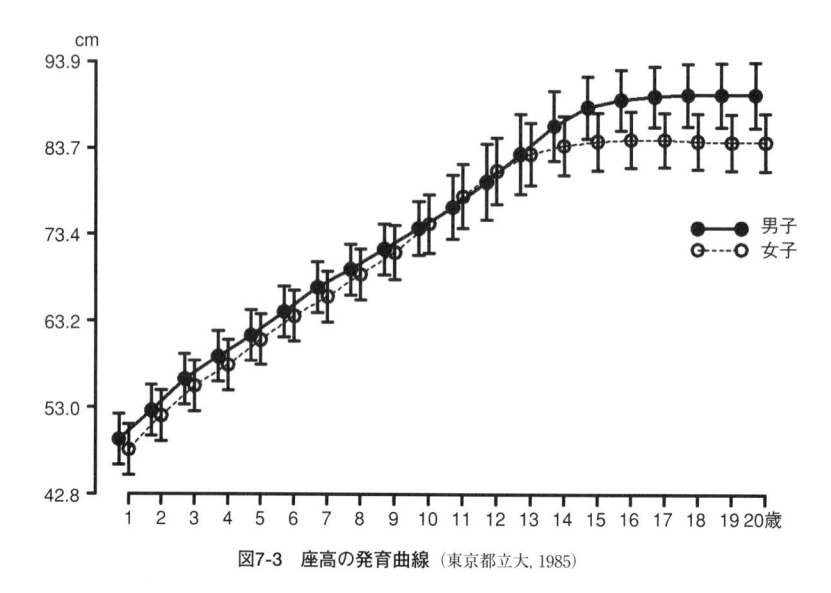

図7-3 座高の発育曲線（東京都立大, 1985）

下肢長の発育は非常に環境の影響（栄養状態，生活習慣等）を受けやすく，幼児期では性差はみられないが，男子が女子に比べてやや大きな値を示す。特に，思春期では身長の伸びと下肢長の伸びは必ずしも一致しない（高石ら，1981）。

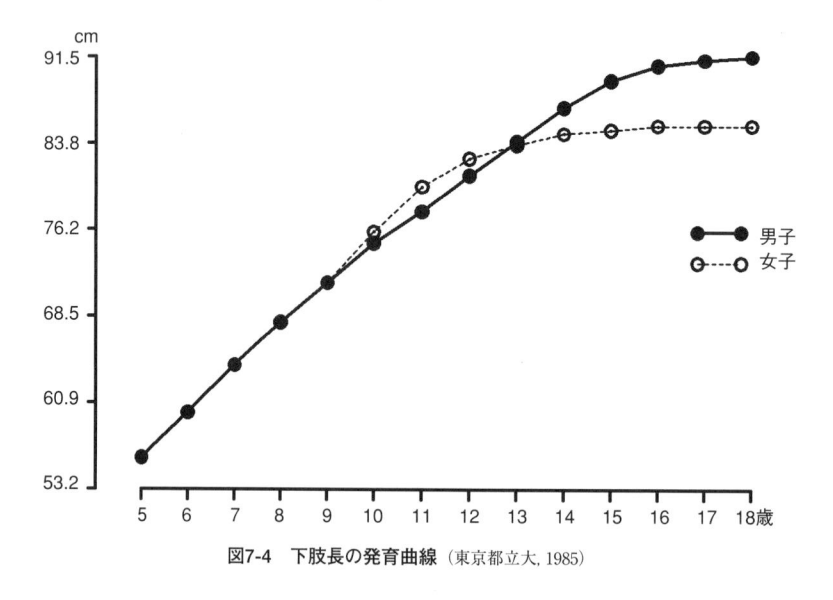

図7-4 下肢長の発育曲線（東京都立大, 1985）

7.2.3 量　育

量育の代表的測定項目である体重は，身体の総合的指標であり，骨格・筋肉・脂肪・内臓などの軟部組織，さらに血液・水分などの身体のあらゆる部分に関連を持っている。したがって，発育状態の評価のみならず，栄養状態の評価，ひいては総合的健康状態の評価に用いられる。

体重は胎児期の後半に著しい増加を示し，出生時には約3kgになる。出生直後体重は一時的に数%程度減少する。これは「初期体重減少」と呼ばれ，胎便，尿の排泄，皮膚及び肺からの

水分の損失が原因であり，6〜7日後に戻る。4ヶ月後には出生時の2倍，1年後には3倍，3年後には4倍，そして5年後には5倍になる。概ね男子の方が女子よりも上回るが，10〜14歳までは女子が男子を上回る。体重増加のピークは女子が12.9歳，男子が14.3歳で約1.5年の差がみられ，身長のピークよりもやや遅いといわれている。

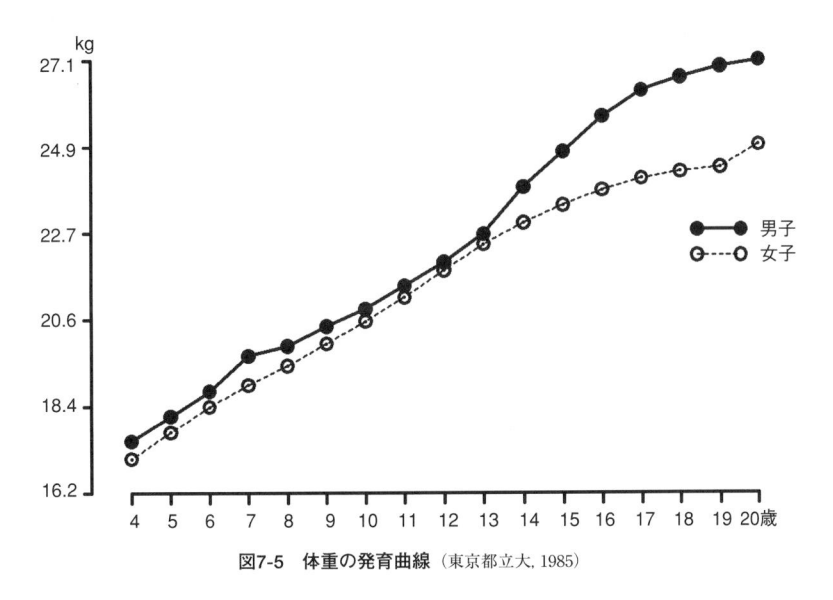

図7-5　体重の発育曲線（東京都立大, 1985）

他に，皮下脂肪量も量育に含まれる。皮下脂肪量は，体重とともに栄養状態や健康状態の評価に用いられ，全般的に女子の方が男子を上回る。特に，思春期になるとその差は著しい（高石ら, 1981）。

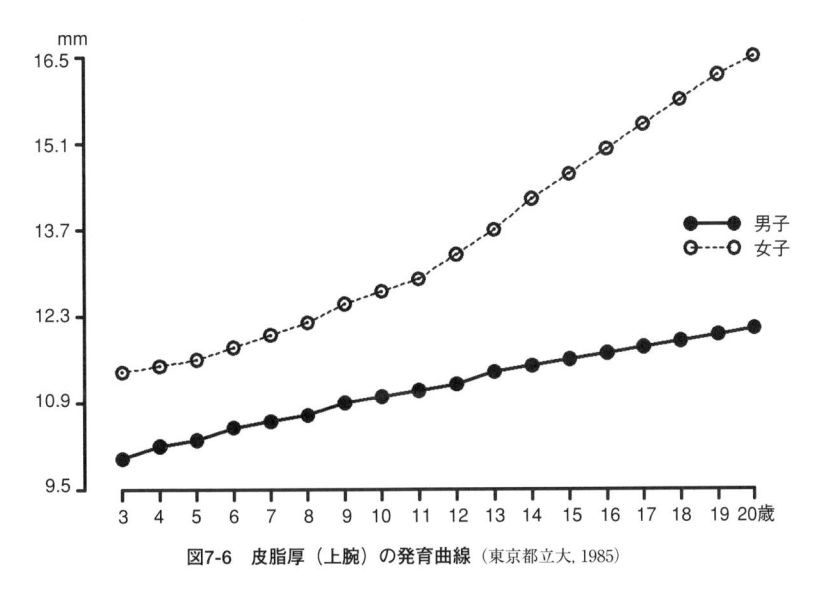

図7-6　皮脂厚（上腕）の発育曲線（東京都立大, 1985）

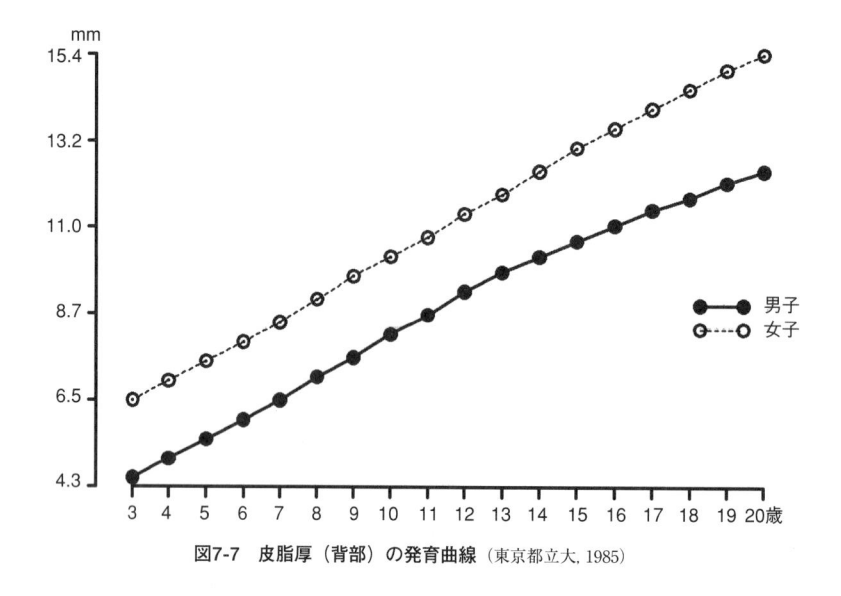

図7-7　皮脂厚（背部）の発育曲線（東京都立大, 1985）

7.2.4　幅　　育

　身体の幅の発育である幅育の代表的な測定項目には肩幅と腰幅がある。肩幅は左右の肩峰間の距離を示し，思春期以後の男性的な体型を形成する。反対に，腰幅は左右の腸稜点間の距離を示し，骨盤の発育を表す。したがって，思春期以後の女子らしい体型や容姿に関する計測値である。腰幅の発育は間接的に，女子生殖器の急激な発育の様子を示す。

　肩幅は8歳までは性差がなく，9〜11歳にわずかに女子が上回るが11歳以降，男子が著しく上回る。腰幅は6・7歳まで性差がなく，8〜13歳頃から女子が上回る（高石ら, 1981）。

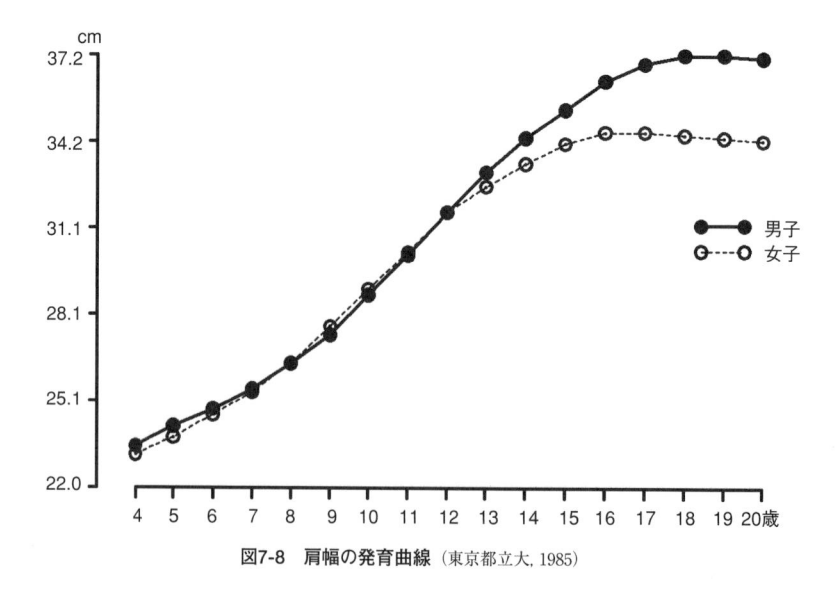

図7-8　肩幅の発育曲線（東京都立大, 1985）

7.2.5　周　　育

　周育の代表的な測定項目である胸囲は，肺活量や心臓の大きさを間接的に測定していることになり，呼吸循環器系機能の間接的測定値といえる。10歳までは男子が上回るが，11歳〜13歳の一時期女子が逆転する。しかし，また14歳以後男子が上回る。

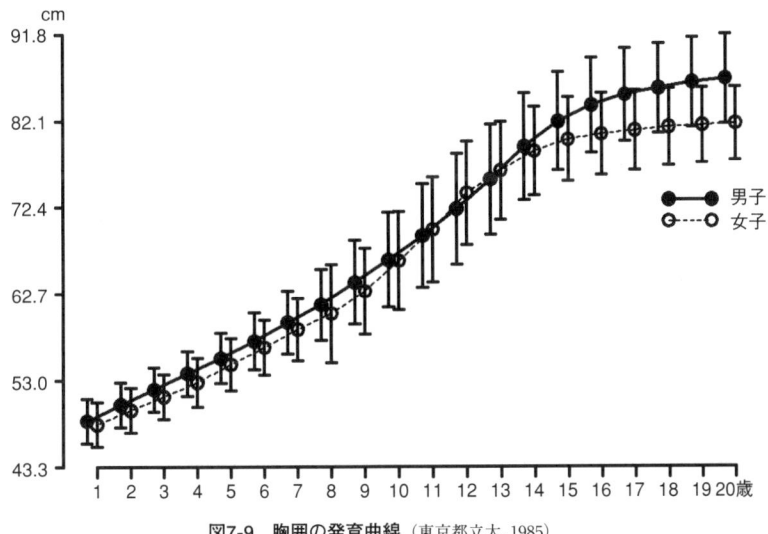

図7-9　胸囲の発育曲線（東京都立大, 1985）

頭囲について，出生時では頭囲の方が胸囲よりやや大きいが，0歳以後は胸囲より頭囲が小さくなる（高石ら, 1981）。

7.3　骨格の発育

7.3.1　骨格の役目

骨格の役目は，まず，筋肉が運動の主働器官であるのに対して，骨格はその補助をなす。運動は全て筋肉の収縮によって起こるが，筋肉の収縮する長さは極めて僅かである。僅かな長さの運動でも，骨を「てこ」として活用することにより，大きな運動（距離）に変えることができる。そして，柔らかな脳や内臓を保護したり，骨組みとして身体の型を形成するのに役立っている。骨がなければ，人間はアメーバのようになってしまうだろう。他に，血球の生成も行っている。

骨格の役目
- 小さな筋肉の収縮から大きな運動可動域を作る
- 脳や内臓を保護
- 骨組みとして身体の型を形成
- 血球の生成

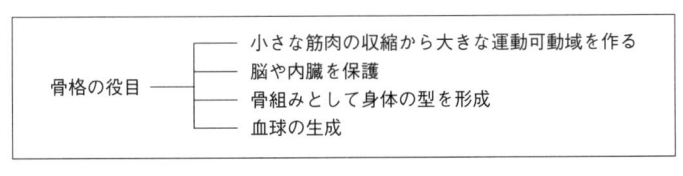

図7-10　骨格の役目

7.3.2　骨格の発育

一般に，身体に占める骨格の割合は，加齢に伴い増加する。これは，骨の強さが断面積に比例し，負荷は体重に比例することによる。つまり，身長が2倍，3倍になるにつれ，断面積が4倍になるので，強さは4倍になるが，支える体重は8倍になる。したがって，その体重を支えるためには，身体が大きくなればなるほど，より太い骨が必要になる。

この現象は人間に限ったことではなく，昔に建てられた高層の建物は高くなればなるほど，1階の柱は太くならざるをえなかった。また，次の表はいろいろな動物の体重に占める骨格の割合を示したものである。

表7-6 体重に占める骨格の割合 (高石ら, 1977)

動物名	ヒト	イヌ・ガチョウ	小動物（ネズミ）
体重に占める骨格の割合	18%	13%	8%

このように，動物の大きさが大きくなればなるほど骨格の占める割合が高くなる。

発育過程により，骨は2種類に分類される。1つは置換骨で，もう1つは結合組織性骨である。置換骨は，軟骨性骨とも呼ばれ，軟骨ができ，その軟骨が硬い骨になるものである。結合組織性骨は模様骨とも呼ばれ，直接，結合組織からできる。

置換骨の発育は，まず軟骨が発生し，その軟骨の一定部位が増殖し，軟骨腔ができる。そして，その周辺に石灰塩が沈着する。これを骨化と呼ぶ。骨化に伴い軟骨細胞の増殖が止まる。つまり，骨化によって丈夫な骨格ができる代わりに，骨の長さや太さの成長は止まる。

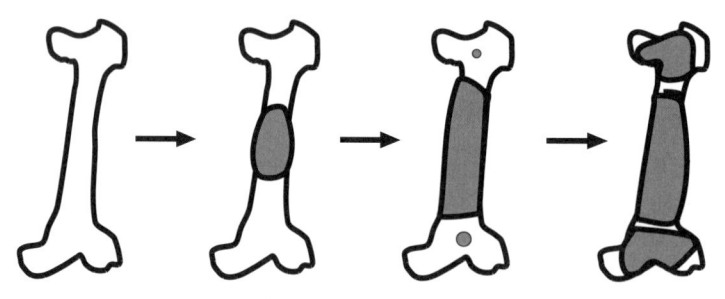

図7-11 置換骨の発育

頭蓋は1つの骨からできているのではなく，多くの骨がジグソーパズルのように組み合わさって構成されている。これを縫合と呼ぶ。新生児の縫合は，骨と骨との間に隙間があり，縫合も不完全である。これは，出産を容易にさせ，急激な脳髄の発達を可能にする上で重要な役目をはたしている。

骨化の十分進行していない，発育期の骨はその柔軟性のため，大きな負荷や強い張力を要する運動は向かない。したがって，幼児期に骨に負担がかかるような重量挙げのような運動や，長時間重い物を持たせる運動をさせてはいけない。骨や関節の変形を引き起こすことになる（高石ら, 1981）。

7.3.3 下肢と土ふまず

乳児の下肢はO型に湾曲し，2歳頃までは両足を揃えて立てないのが普通である。これは，幼児の高い重心，せまい足底面積，直立機能の未熟さを補償し，より平衡を保ちやすくする役目をはたす。

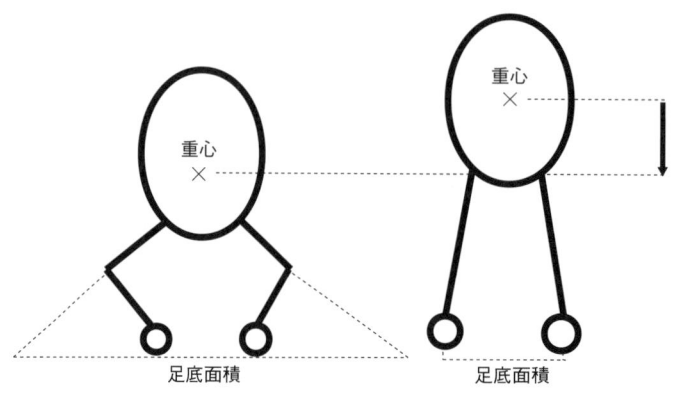

図7-12 O脚による幼児の平衡性の安定

また，重心線が外側におちるので土ふまずを形成するのに役立っている。この土ふまずは生後1年頃に作られるが，土ふまずは足の骨化とも関係があり，骨化が足の外側から始まるので外側に体重がかかり，土ふまずを形成しやすくしている（高石ら，1977）。

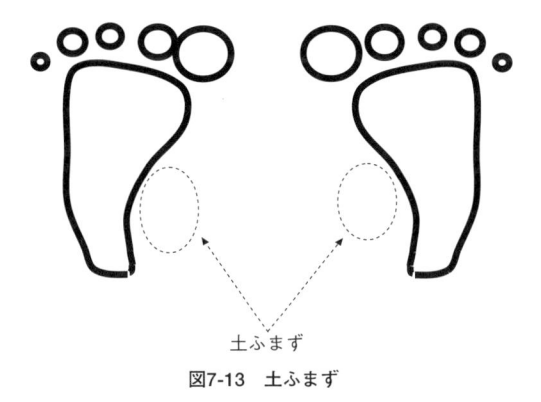

図7-13 土ふまず

7.3.4 歯　牙

歯牙の発育はまず，生後6〜8ヶ月から乳歯が出始め，20〜24ヶ月までに20本の乳歯が全部出そろう。この時期を第1生歯期という。図7-14は乳歯の種類を示している。2本の切歯（前歯），1本の乳犬歯，2本の乳臼歯の5本からなる。これが左右上下あるので，計20本になる。

また，この乳歯の萌出する順序は厳格に決まっている。図7-15はその順位を示している。左右の歯はほぼ同時期に萌出するが，上下には順位がある。

そして，学齢期の始めごろから永久歯の萌出が始まる。この時期を第2生歯期という。図7-16は永久歯の種類を示している。切歯が2本，犬歯が1本，小臼歯が2本，大臼歯が3本の計8本であるが，これが上下左右あるので，全体では32本になる。

歯牙の発育は極めて早い時期から進むので胎児期及び乳幼児期における栄養が大切である（高石ら，1981）。

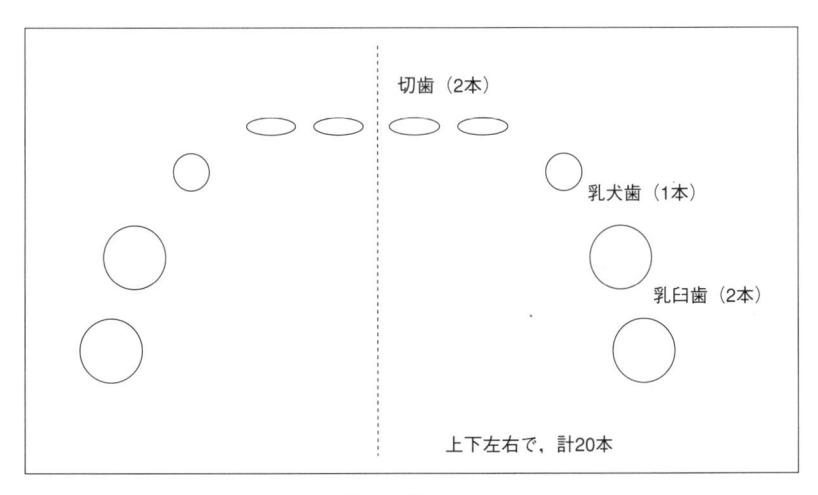

図7-14 乳歯の種類（民秋ら，2003）

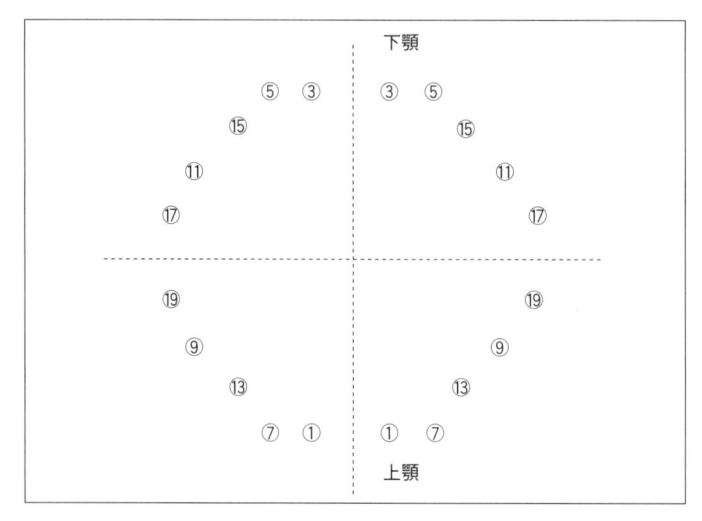

図7-15 乳歯の生える順序 (民秋ら, 2003)

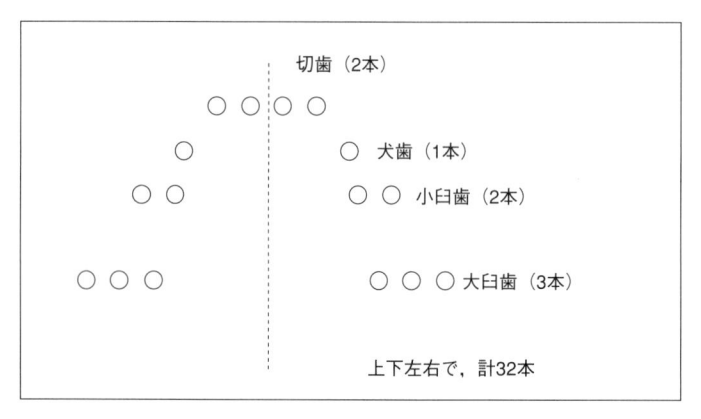

図7-16 永久歯の種類 (民秋ら, 2003)

7.4 身体組成の変化

7.4.1 身体組成の推定法

　化学的にみるならば身体は蛋白質・脂質・糖質・無機質・水から構成されている。これら構成物の量的関係を身体組成という。体脂肪量と筋量が特に体育やスポーツの分野では重要になる。

　身体組成を調べる方法には，身体密度法，^{40}K法（放射性カリウム），超音波法がある。

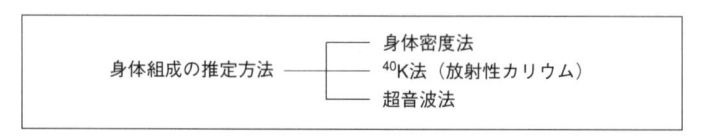

図7-17 身体組成の推定法 (Malina et al., 1991)

　身体密度法には，水中に全身を沈め，あふれた水の量と，その時の体重から身体密度を求める水中体重法や，身体各部の皮下脂肪厚から身体密度を求める方法がある。身体密度を回帰式などを利用した推定式に代入して，体脂肪量を予測する。身体の脂肪量を除いた筋肉量や骨格

などの除脂肪体重（LBM）は体重から体脂肪量を引いて求める。

水中体重法による身体組成の推定では、まず、水中に全身を沈めた場合の水中体重、空気中の体重、残気量を次の式に代入して、身体密度を求める。

身体密度＝体重／｛（体重－水中体重）／水の密度－残気量｝

ただし、体重 kg、残気量 ℓ、水の密度は水温 37℃で 0.9933 である。また、残気量は次の推定式で求める。

残気量＝｛純酸素の量×窒素濃度／（79.04－窒素濃度）｝×BTPS 係数－死腔量

ただし、窒素濃度とは再呼吸後のバック内の窒素濃度である。また、BTPS 係数は気圧 760mmhPa でガス温が 20℃の時 1.102、25℃の時 1.074、30℃の時 1.045 として計算する。身体密度がわかれば、次の式に代入して体脂肪率を求める。また、死腔量とはガス交換にかかわらない気道の容積のことである。

体脂肪率＝（4.570／身体密度－4.142）×100

さらに、脂肪量は

脂肪量＝体重×体脂肪率／100

から求めることができる。皮脂厚から身体密度を推定する場合は、キャリパーなどで、上腕背部と肩胛骨下の皮脂厚を測定し、表 7-7 の式に代入して計算する。ただし、推定式は男女や年齢で異なるので注意が必要である。

表 7-7　皮脂厚からの身体密度の推定式（宮下, 1986）

男女	年齢区分	推定式
男子	9～11 歳	身体密度＝1.0879－0.00151×（上腕背部＋肩胛骨下）
	12～14 歳	身体密度＝1.0868－0.00133×（上腕背部＋肩胛骨下）
	15～18 歳	身体密度＝1.0977－0.00146×（上腕背部＋肩胛骨下）
	成　人	身体密度＝1.0913－0.00116×（上腕背部＋肩胛骨下）
女子	9～11 歳	身体密度＝1.0794－0.00142×（上腕背部＋肩胛骨下）
	12～14 歳	身体密度＝1.0888－0.00153×（上腕背部＋肩胛骨下）
	15～18 歳	身体密度＝1.0931－0.00160×（上腕背部＋肩胛骨下）
	成　人	身体密度＝1.0897－0.00133×（上腕背部＋肩胛骨下）

^{40}K 法は、身体には 0.2％の ^{40}K が存在し、身体の総カリウム量の 61.6％が筋中に存在することから筋肉量を推定する方法である。また、超音波法は、超音波によって身体の断面を直接見ることによって検討する方法である。

7.4.2　身体組成の変化

男子は 20 歳までは体重の増加と LBM の増加が並行的関係を示しており、それ以後の体重増加は体脂肪量の増加と関係している。女子は 15 歳くらいまでは体重増加と LBM 増加は並行的関係を示しているが、それ以後 20 歳までは体重増加と体脂肪量増加と密接に関係している。そして、成人女子の体脂肪量は成人男子より多い。しかし、全体水分量と筋・骨などの固形分

表7-8 体脂肪量とLBM（除脂肪体重）の男女差 （高石ら，1981）

	男	女
体脂肪量	11.3%	24.1%
LBM	88.7%	75.9%

量は成人女子の方が少ない。次の表は，体脂肪量と除脂肪体重の男女別比率である。

女子については体重30kgを超えるあたりから，LBMの増加よりも体脂肪の増加が大となる。したがって，性差は思春期に顕著に現れ，男子ではその特徴がLBMの増加であり，女子は体脂肪の増加である（高石ら，1981）。

7.4.3 肥満による健康問題

肥満は貯蔵脂肪組織の量が異常に増加した状態を指す。肥満の問題点は，糖尿病，高血圧，心疾患などの病気にかかりやすいこと以外にも，身体活動に消極的であったり，精神的にも消極的になることである。

幼児期から少年期にかけての肥満は，脂肪細胞数の増加により，成人に達してからは脂肪細胞量の増加による（高石ら，1981）。

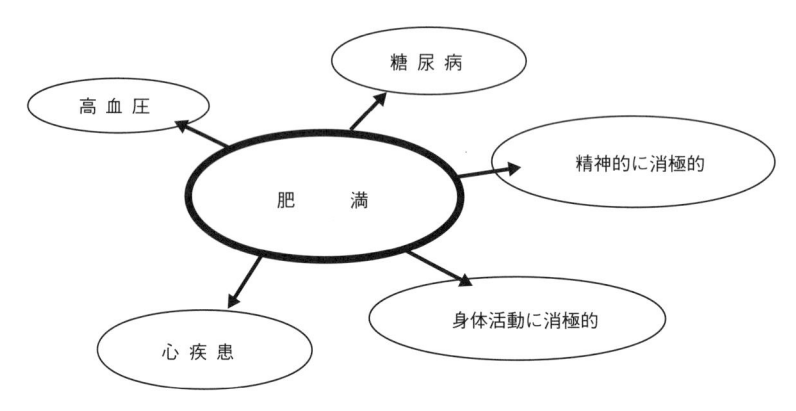

図7-18 肥満による健康問題

8章 機能の発達

8.1 器官や組織の発育発達的変化

発育発達の一般的変化を，高石ら（1977）は次の3つに要約している。つまり，器官や組織の量的増加，成熟や分化，統御調整作用の発達である。

身長や体重の発育とは「高くなる」「重くなる」ことであり，大きさや量の増大である。筋肉は単位面積あたりに発揮される筋力は一定であるので，断面積が大きくなればなるほど筋力も増大する。筋肉同様他の臓器や器官も，その大きさが大きくなればなるほど，一般的には向上する。

しかし，脳などは出生後急激に発育し，その後ほとんど大きさは変わらない。では，その間知能や学力は向上しないかというとそうではない。加齢に伴い知能や学力は向上する。脳などの神経系では大きさは変わらないが，中の神経組織間のネットワークが多様になることで，機能を向上させている。また，調整力の向上などは神経系の統御調整作用の向上によるものである。

```
器官や組織の発育発達的変化 ─┬─ 量的増加
                            ├─ 成熟や分化
                            └─ 統御調整作用の発達
```

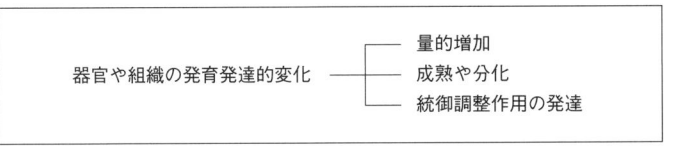

図8-1　器官や組織の発育発達的変化

8.2 神経系の機能の発達

8.2.1 神経系の構造

神経系はまず，中枢神経系と末梢神経系に分けられる。中枢神経系は脳と脊髄からなる。脳には高度な思考を司る大脳皮質と，生命の維持に重要な働きをする脳幹がある。末梢神経は体性神経系と自律神経系からなる。体性神経系には中枢神経系から筋肉の収縮の命令を伝える遠心性の運動神経と，中枢神経へ刺激を伝える求心性の感覚神経（知覚神経）がある。自律神経系には交感神経と副交感神経がある。

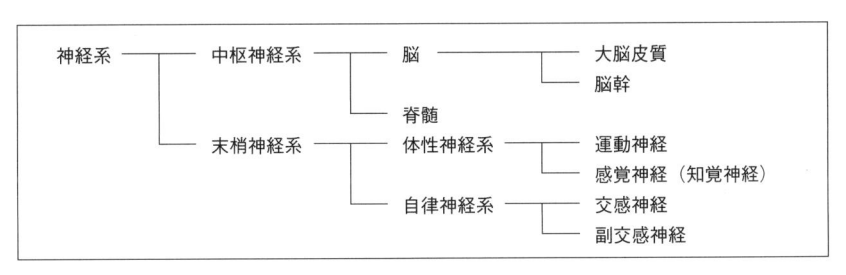

```
神経系 ─┬─ 中枢神経系 ─┬─ 脳 ─┬─ 大脳皮質
        │               │      └─ 脳幹
        │               └─ 脊髄
        └─ 末梢神経系 ─┬─ 体性神経系 ─┬─ 運動神経
                        │               └─ 感覚神経（知覚神経）
                        └─ 自律神経系 ─┬─ 交感神経
                                        └─ 副交感神経
```

図8-2　神経系の分類（高石ら，1981）

8.2.2 神経系の発達

神経系の発達は，その重量の増加，つまり神経細胞数の増加を背景にしたものではない。この点についてはスキャモンの発育曲線からも明らかである。神経細胞数は出生前に一定に達し，出生後の増加はほとんどない。神経細胞の数が増えない代わりに電気信号伝達を効率化することにより，機能を向上させている。最も太い電気信号伝達のルートである軸索の回りに髄鞘を形成するようになる。髄鞘は電線の回りを覆うビニールのような役目をはたし，漏電を防ぐ。

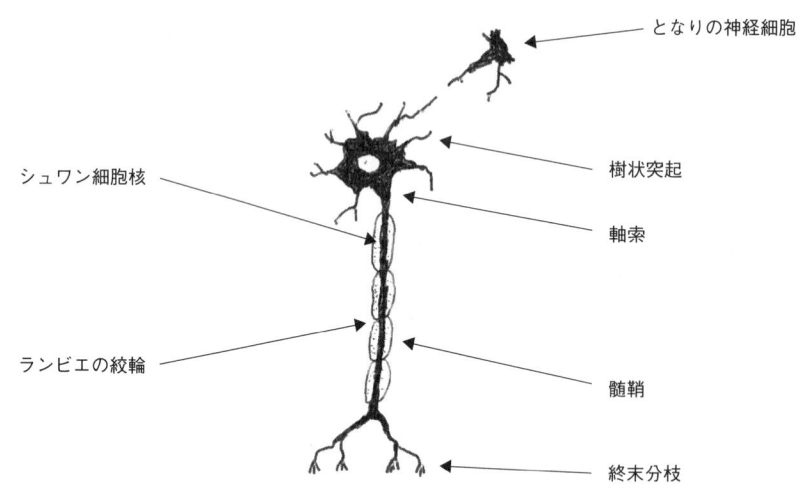

図8-3　神経細胞（本川ら，1977）

そして，お互いの神経細胞配線を多様にして，より密接なネットワーク化を行う。そうすることにより，「回り道」していた伝達経路が，やがて「近道」を見つけられるようになり，伝達速度が向上する。また，より複雑な運動の制御や調節を可能にし，結果として，調整力の向上や新しい運動技能の獲得に役立つ。

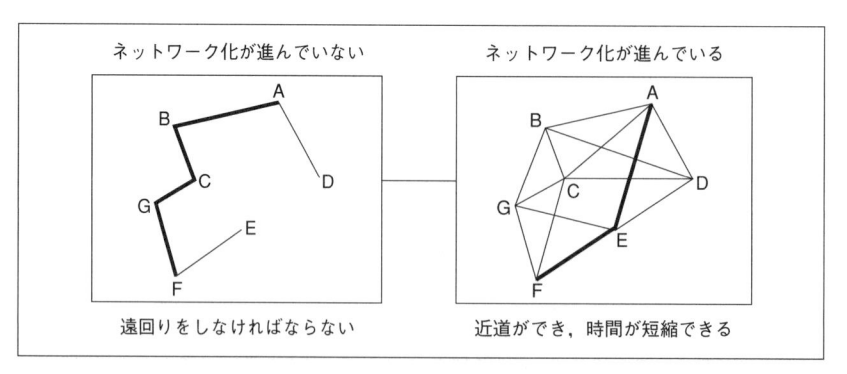

図8-4　ネットワーク化

また，軸索と他の神経細胞との接合部をシナプスと呼ぶが，このシナプスの構造が変化し，新たなシナプスを形成したり，使用されていないシナプスが使われるようになったりする。

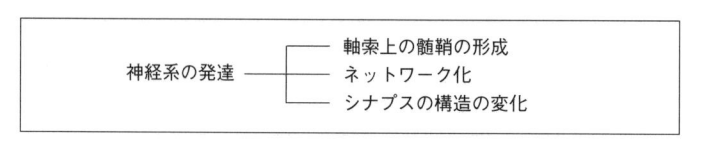

図8-5　神経系の発達

8.2.3 神経系機能の発達と運動の発現

　神経系の成熟はまず、生命維持に不可欠な脊髄や脳幹部から始まり、次第に大脳皮質に進んでいく。このことから、意識レベルの低い運動から、より意識的、思考的な運動が発現していくことになる。つまり、無意識に行われる乳児の反射運動がまず発現する。それが、意識や思考を必要とする随意運動の発達に移行していく。例えば、偶然手に触れた物を受動的に握るといった動作が現れ、しばらくするとそのような反射運動はしなくなる。代わりに、乳児本人が興味を持った物に手を伸ばして握ろうとするようになる。

　そして、乳児における、歩行開始や寝返りなどの運動動作の発現は、個人の興味・学習といった個人的要因よりも、神経系の組織解剖学的成熟に依存する。したがって、歩行のためのトレーニングなどをしても歩行開始を早めることは不可能である。反対に、脚が体重を支えきれず、湾曲する危険がある。

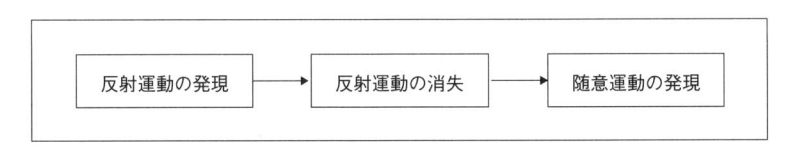

```
反射運動の発現 → 反射運動の消失 → 随意運動の発現
```

図8-6　神経系の成熟による乳児の運動の発達

8.2.4 神経系発達の「優位性」と「規則性」

　神経系発達には、他の組織や器官にはない2つの特徴がある。それを高石ら（1977）は「優位性」「規則性」と呼んでいる。

　優位性とは「他のどの器官よりも早く発達する」という点である。下の表は新生児と成人の神経系の器官組織と他の器官組織の重量の比率の比較である。神経系の組織器官では成人になっても数倍にしかならないのに対して、他の器官組織では20〜40倍にもなっており、早くから神経系の組織器官が発達していることがわかる。

表8-1　組織器官の新生児と成人の重量の比率　(高石ら, 1977)

組織器官	他の組織・器官			神経系の組織・器官		
	体重	筋肉	骨格	大脳	脊髄	眼球
新生児	1	1	1	1	1	1
成人	21	37	27	4	7	3

　また、尺骨神経の伝導速度はほぼ生後1年で成人の値をとり、脳幹・脊髄に神経支配の中枢がある姿勢反射や防御反射はおよそ2歳で機能が完成すると考えられている。

　規則性とは、乳児の反射運動や随意運動の出現期や順序に個人差が少ないという点である。先にも述べたが、運動の発現は神経系の発達を背景にしている。それらの反射運動や、「ハイハイ」「立つ」「歩く」等といった移動運動の発現も概ねどの子も同じ月齢で発現する。また、それらの発現順序も一定しており、「ハイハイ」をせずに、「立つ」ことはないし、「立つ」ことなしに直接歩き始めることはない。例えば、身長や体重がひどく違ったり、栄養不良な子供でも脳の重さは変わらない。

表8-2　移動運動の発現時期　(高石ら, 1981)

月齢	移動運動の発現	月齢	移動運動の発現
0ヶ月	胎児姿勢	10ヶ月	四つん這いができる
1ヶ月	顎を持ち上げる	12ヶ月	つかまって立ち上がる
4ヶ月	支えれば座る	13ヶ月	階段を四つん這いで登る
7ヶ月	一人で座る	14ヶ月	一人で立つ
9ヶ月	つかまり立ちができる	15ヶ月	一人で歩く

8.3 感覚の発達

神経系の発達に伴って感覚機能も向上する。感覚機能の向上は，
①刺激閾値が下がり，より感受性が敏感になる
②刺激から反応までの時間が短縮する
③視覚，触覚，筋感覚の相互の結びつきが複雑になる
④識別能力が増す

が背景として存在する。①②は，感覚受容器 - 感覚神経 - 中枢 - 運動神経 - 筋といった刺激反応経路の成熟によるもので，③④は中枢神経系の成熟によるものである（高石ら，1977）。

```
感覚の発達 ┬ 刺激反応経路の成熟 ┬ 感受性の向上
          │                    └ 反応時間の短縮
          └ 中枢神経系の成熟   ┬ いろいろな感覚機能のネットワーク化
                               └ 識別能力の向上
```

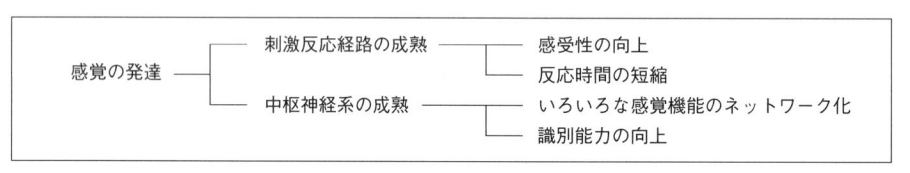

図8-7　感覚の発達

8.4 筋力の発達

8.4.1 筋肉の種類

最も一般的な筋肉の形状は収縮する方向に筋肉が収縮し，両端で骨格などに接合する糸巻きのような形をした紡錘状筋である。収縮する方向に対して斜めに筋が収縮する筋もある。これは羽状筋や半羽状筋などと呼ばれる。紡錘状筋は収縮する距離が大きいが発揮される筋力は弱い。逆に，羽状筋は収縮する距離は小さいが，発揮される筋力は大きい。

また，骨格と接合する部位の数によって分類される場合もある。2ヶ所で接合する筋を二頭筋，3ヶ所では三頭筋，4ヶ所では四頭筋などと呼ばれる。

表8-3　羽状筋と紡錘状筋の比較（石井ら，1975）

筋肉の種類	形	収縮する距離	発揮される筋力
羽状筋	斜めに筋がはしっている	少ない	強い
紡錘状筋	糸巻き状	大きい	弱い

筋には骨格に付着して身体運動を起こす骨格筋と，内臓などに付着して食物の消化などを助ける内臓筋がある。骨格筋は筋に縞の見える横紋筋で，人間が自分の意志で動かすことが可能な随意筋である。内臓筋は縞の見えない平滑筋からなり，自分の意志では自由に収縮できない不随意筋である。この2つ以外に心臓の収縮を担当する心筋がある。心筋は，形状は横紋筋に似て，縞があるが，内臓筋のように不随意筋である。

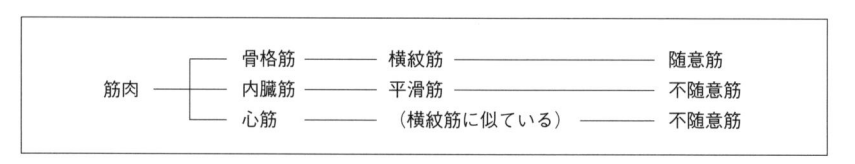

```
筋肉 ┬ 骨格筋 ── 横紋筋 ─────────── 随意筋
     ├ 内臓筋 ── 平滑筋 ─────────── 不随意筋
     └ 心筋  ──（横紋筋に似ている）── 不随意筋
```

図8-8　筋肉の種類（石井ら，1975）

8.4.2 筋の構造と収縮のメカニズム

　筋肉は直径50〜100ミクロン，長さ数mm〜数10cmの筋線維が多数束ねられたものであり，さらに筋線維は多数の筋原線維からなっている。また，筋原線維はミオシンとアクチンという2種類のフィラメントの集合体である。ハクスレーの滑走説によると，筋の収縮はこのミオシンフィラメントとアクチンフィラメントが相互に引き合うことによって起こる。ちょうど2本の櫛を重ね合わせ，互い違いに滑り込ませるようにしてお互いの距離を縮める。これが収縮ということになる。このミオシンフィラメントとアクチンフィラメントが引き合うエネルギーは，ATP（アデノシン三燐酸）がADP（アデノシン二燐酸）に分解する時の化学的エネルギーが用いられる。

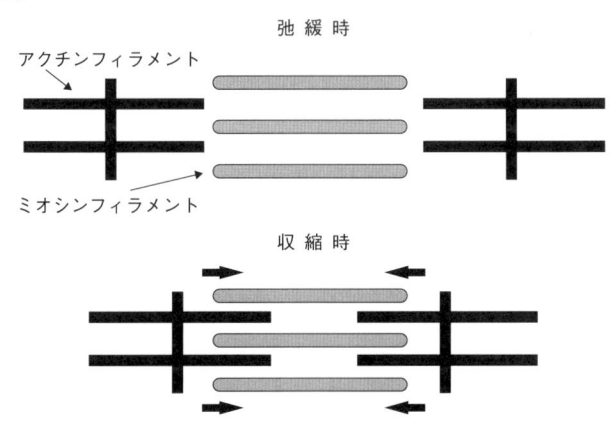

図8-9　ハクスレーの滑走説 (石井ら, 1975)

　筋収縮は筋の長さと横断面積に比例する。単位断面積当たり発揮される筋力は，およそ$1cm^2$あたり6.3kg〜6.5kgであるといわれている。この値は年齢や性に関しても一定である。したがって，大きな腕力を発揮するためには太い腕が必要で，形態的に細い腕からは強い筋力は発揮されない（高石ら, 1981）。

8.4.3 筋線維の種類

　筋には，動的（瞬発的）運動時の収縮に適した白筋と，姿勢や直立の保持等の持続的な収縮に適した赤筋がある。そして，幼児期の筋は成人よりも赤味が少ない。つまり，赤筋よりも白筋の方の割合が多い。したがって，幼児期の筋運動は動的な運動に向いており，一定の姿勢を続けるといった静的筋持久力を要する運動は適さない。

表8-4　赤筋と白筋の比較 (石井ら, 1975)

赤筋（＝緩除筋）	白筋（＝敏速筋）
ミオグロビンが多い	ミオグロビンが少ない
ミトコンドリアが大きく，多い	ミトコンドリアが小さく，少ない
毛細血管が多い	毛細血管が少ない
ATPase活性が高い	ATPase活性が低い
持久力に優れている	持久力に劣る
収束速度が遅い	収束速度が速い
筋の内層部に分布している	筋の外層部に分布している

　また，筋線維は，力の立ち上がりも遅いが疲労しにくい遅筋線維（ST線維）と，力の立ち上がりが速く疲労しやすい速筋線維（FT線維）に分類される。速筋は無酸素性エネルギー供給が優位で，陸上競技でいえば比較的短距離の種目に適しており，逆に，遅筋は有酸素性エネ

ルギー供給が優位で，長距離の種目に適している。例えば，スプリンターでは筋全体の中で速筋が79％を占め，マラソン選手では遅筋が82％を占めている。

```
筋線維の分類 ─┬─ 遅筋線維（ST線維）
              └─ 速筋線維（FT線維）
```

図8-10　筋線維の種類（石井ら，1975）

8.4.4　筋収縮のためのエネルギー発生機構

筋収縮のためのエネルギーは，より直接的には，ATP（アデノシン三燐酸）がADP（アデノシン二燐酸）に分解する時の化学的エネルギーが用いられる。また，ATPがADPに再合成するためのエネルギーはクレアチン燐酸が，クレアチンと無機燐酸に分解されるエネルギーが用いられる。クレアチン燐酸の再合成には，解糖（無酸素的）や呼吸（有酸素的）により糖質が水（H_2O）と二酸化炭素（CO_2）に分解されるエネルギーが用いられる。これらはATPを再合成するエネルギーを発生する際，乳酸を産生するか，そして酸素を使うかによって，3つのエネルギー発生機構に分類される。

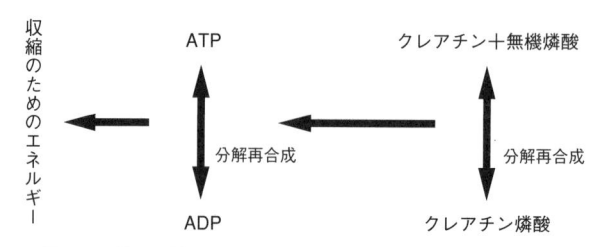

図8-11　筋の収縮のための非乳酸性無酸素性エネルギー発生機構

まず，クレアチン燐酸がクレアチンと燐酸に分解する際のエネルギーを利用する機構で，分解には酸素は使われず，結果として乳酸も発生しない。したがって，非乳酸性無酸素性エネルギー発生機構と呼ばれている。素早くATPを再合成させることができるが，時間的には7～8秒程度でエネルギー源は枯渇する。

次は，乳酸性エネルギー発生機構で，筋中のグリコーゲンが焦性ブドウ酸（ピルビン酸）を経て，乳酸になる際のエネルギーを利用する。これも酸素は使われないが，結果として乳酸を発生する。このエネルギー発生機構はグリコーゲンの枯渇よりも乳酸がある程度蓄積されるとATPの再合成は抑制される。このエネルギー発生機構は解糖系とも呼ばれる。この機構で再合成し続けられる時間はせいぜい33秒程度である。したがって，非乳酸性無酸素性エネルギー発生機構（7秒）と合わせても，無酸素的には約41秒でエネルギー供給の限界となる。

酸素を使って，基質（ブドウ糖，蛋白質，脂肪）を分解する機構を有酸素性エネルギー発生機構という。解糖系から発生した乳酸やピルビン酸を酸素とともにクレブス回路（TCA回路ともいう）によって二酸化炭素と水に分解する際のエネルギーを利用する。この機構は酸素や基質が十分ならば長時間続けることが可能である。しかし，エネルギーの発生速度が，非乳酸性無酸素性エネルギー発生機構が13kcal/kg/秒，乳酸性無酸素性エネルギー発生機構が7kcal/kg/秒と速いのに対して3.6kcal/kg/秒と遅いのが欠点である。

結局，これらのエネルギー発生機構は10秒前後の運動では非乳酸性エネルギー発生機構が，そして，40秒前後では乳酸性エネルギー発生機構が働き，それ以上の長時間の運動では有酸素性エネルギー発生機構が優位に活動することになる。

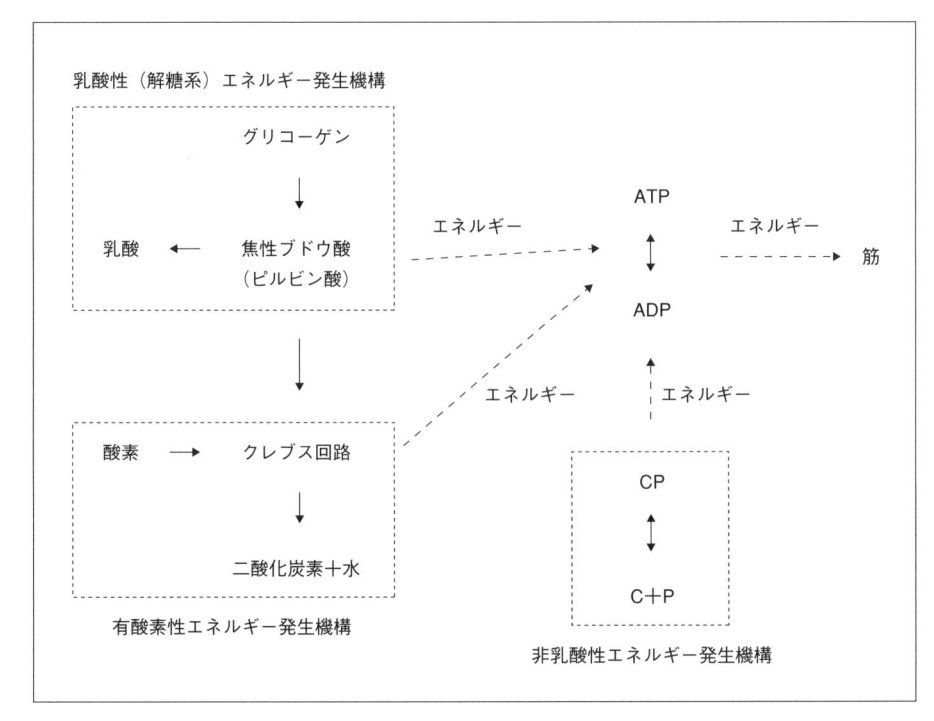

図8-12 筋の収縮のためのエネルギー発生機構（石井ら, 1975）

8.4.5 筋力の発達

筋の（重量）の発育パターンは，スキャモンの発育曲線の一般型に属する。筋肉の重量の増加は，生後数ヶ月までは筋線維数の増加（増殖）によるが，その後，成人まで筋線維の肥大により，10歳ごろまでは男女ともほぼ同じである。しかし，男子は思春期に急激に増加し，女子はゆるやかにしか増加しない。したがって，男女差が顕著になる。その後，20歳を境にして激減していく。

筋肉の占める割合は，新生児が約23％，8歳児で27％，成人男性では45％になる。成人女性では脂肪量が多くなるので，筋肉の占める割合は男性より少ない。また，絶対的な重量は約40倍になる。このことから，一般的な印象としては，新生児は「脳・内臓から身体が構成されている」のに対して，成人は「筋肉から構成されている」という印象が強い。

下の表は，サル，新生児，成人の上肢筋と下肢筋の割合を示したものである。

表8-5 サル，新生児，成人の上肢筋と下肢筋の割合（高石ら, 1977）

	サル	新生児	成人
上肢筋	20.5	17.5	17.8
下肢筋	41.7	38.2	54.7

（単位：％）

この表からわかるように，サル，新生児，成人と直立2足歩行の経験の増加により下肢筋の占める割合が増加する（高石ら, 1977）。また，筋の構造自体も加齢とともに変化する。次の表はその様子を示したものである。

表8-6 筋の構造の加齢に伴う変化（高石ら, 1977）

1歳	3歳	6歳	12歳
筋線維の太さがやや増す	①筋原線維の増加 ②筋原線維や結合，線維の分化	横紋筋の明暗の区別がつく	再び筋線維の太さが増す

特に，12歳時の筋の構造の変化は男性ホルモンによるものであり，この時期から筋力の性差が著しくなる。筋力の性差は思春期から著しくなる。男性ホルモンが筋の増大を促し，女性ホルモンは皮下脂肪の沈着を促す。したがって，男子の筋力は思春期を境に増大する。思春期の体重増加は，男子の場合，筋肉の増加が主な原因で，女子の場合は脂肪の増加が主な要因である。最終的には，女子は男子を100％としたらせいぜい50〜60％程度までの筋力にしかならない。

また，筋力は運動経験やトレーニングの影響が大で，日常頻繁に使う，咬筋や下肢筋には性差はなく，使う頻度に性差がある上肢筋には明らかな性差がある。

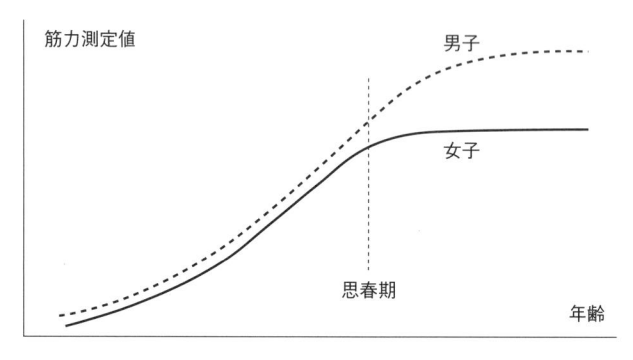

図8-13 筋力発達の性差

身長に対する筋力をプロットして，その相対成長をみてみると，男子の場合は身長が155cm付近で2本の直線が交わるように変化する。つまり，155cm付近から急激に筋力が向上することになる。このように男子の場合は身長155cmというのが筋力発達の臨界値である。

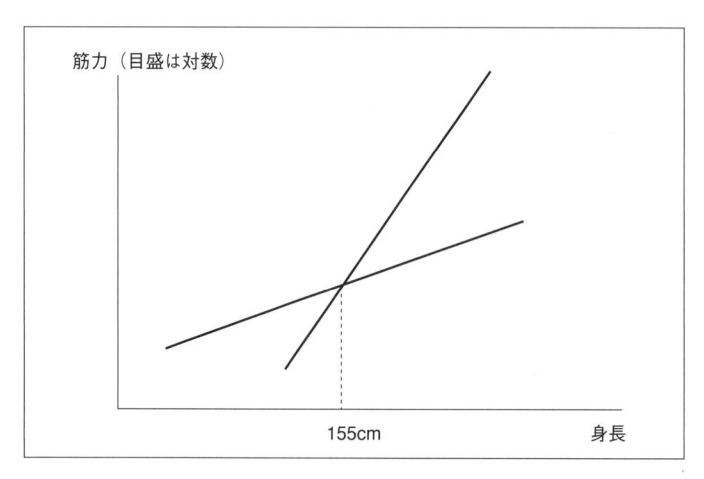

図8-14 筋力の身長に対する相対成長 （石井ら，1975）

8.4.6 筋力のトレーニング

筋肉は，筋線維数の増殖によるのではなく，個々の筋線維の肥大により肥大する。また，ギブスをはめるなどして使わなければ細くなり，筋組織は脂肪組織に変化する。萎縮が始まるのは，その最大筋力の20％を下回る負荷であるといわれている。逆に，最大負荷の30％を越える負荷を与えた場合は肥大が始まるといわれている。しかし，トレーニング効果が最も期待できるのは40〜50％である。

また，時間的には，疲労困憊の20〜30％の時間を持続して収縮させ，1日に3〜5回の頻

度で実施しなければ筋力の向上にならない。したがって，筋力トレーニングの条件は，「40〜50％の強度」で，「疲労困憊の20〜30％の持続時間」を「1日3〜5回の頻度」が最低の条件になる。ただし，ここの筋力トレーニングは全身の筋肉を対象にしたものではなく，腕や脚などの一部分の筋肉に関してである。

表8-7 トレーニングの条件

①強　度	40〜50％
②持続時間	疲労困憊の20〜30％
③頻　度	1日3〜5回

　筋力トレーニングの効果は男女ともに20歳から30歳でピークをむかえる。したがって，いくらトレーニングを積んでも中高年になれば，その効果はそれほど期待できない。また，女子は男子の40〜50％程度までしか高めることができない。これは性ホルモンの影響である。

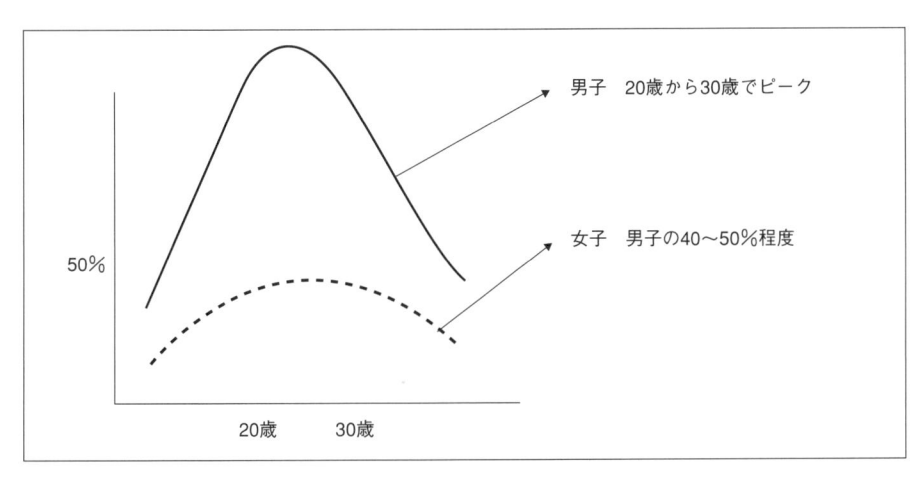

図8-15　筋力トレーニングの効果

8.5　筋持久力の発達

8.5.1　筋持久力の決定要因

　一般に長時間運動を継続できる能力を持久力というが，移動運動のような全身的な運動と，腕や脚などの部分的な運動ではその背景となる身体機能は異なる。全身的な運動では酸素を当該筋組織へ運搬するための呼吸機能や循環機能が決定要因になるが，部分的な運動では筋組織のグリコーゲン量や筋や神経の機能が決め手となる。前者を全身持久力，後者を筋持久力と呼び，区別される。筋持久力には，屈曲運動の反復など関節運動を含む動的筋持久力と，姿勢の維持など関節運動を含まない静的筋持久力に分けられる。静的筋持久力は持続時間で測定され，動的筋持久力は，持続時間以外にも回数やテンポという単位で測定される。

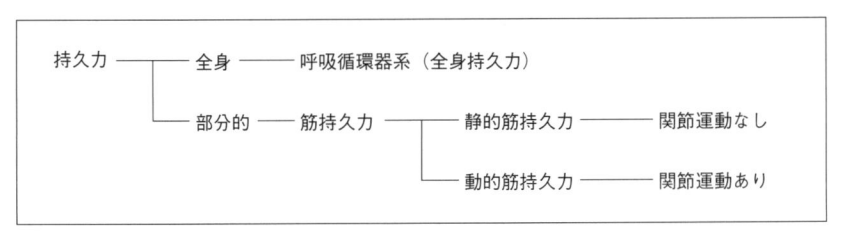

図8-16　筋持久力の概念

筋持久力があるかないかは，当該筋肉に蓄えられたエネルギー源，例えば，ATP，CP，グリコーゲンなどが多いかどうかに関係する。蓄積されているエネルギー源が多ければ多いだけ長時間の運動が可能である。次に，筋肉内のエネルギー源や酸素が枯渇したり，乳酸や炭酸ガスがたまれば運動を継続することはできないので，それらを補給・除去するためには毛細血管網が発達していなければならないことになる。また，筋肉やエネルギー面だけではなく，神経系も関与する。長時間の筋収縮を行うと，シナプスでの伝達物質が減り，神経系が疲労し，運動を継続することができなくなる。

表8-8 筋持久力の決定要因 (石井ら，1975)

①筋肉に蓄えられたエネルギー源
②毛細血管の発達
③神経系の疲労

 長時間の筋収縮時でも，途中にかけ声を出すと，その瞬間筋力が増強される。これが，スポーツのいろいろな場面でかけ声を発声する理由である。また，大きな音を聞いてもその効果がある。陸上競技などの場面でスタートにピストルを使用するのもそのためである。他にも催眠や覚醒剤・興奮剤を使っても筋持久力を意図的に回復・増強させることができる。これは，筋そのものではなく，大脳の興奮水準が上がれば筋力が向上することを意味する。つまり，スポーツの場面で高いパフォーマンスを発揮するには「やる気」とも無縁ではないことがいえる。

8.5.2 筋持久力の発達

 筋持久力を一定の絶対負荷で測定するとすれば，最大筋力が高い者の方が有利となり，その者の筋持久力は高く評価される。しかし，その者の最大筋力に対して，何%といった相対負荷を用いると，年齢や性に無関係で，一定であることがわかっている。例えば，屈腕力は最大腕屈曲力の1/3の負荷で，1秒1回のテンポで屈曲をくり返すと，年齢や性に関係なく約60回くり返すことが可能である。

 筋持久力発達は筋力の発達パターンに類似して13～14歳で最も著しい。また，筋持久力のトレーニング効果も12～15歳で最大となり，加齢に伴う発達パターンと同じと考えてよい（高石ら，1977）。

8.5.3 筋力要素間の関連

 筋力関連の体力要素には，非常に短時間に大きな筋力を発揮する筋パワー（瞬発力）や，長時間にわたり筋力を発揮し続ける筋持久力がある。これらはお互いに関連があり，どちらか一方を強化すれば，他方も強化される。したがって，その発達パターンも筋力と同じ傾向を示す。つまり，スキャモンの発育曲線の一般型に類似した傾向を示し，10歳ごろまでは男女差はないが，男子は思春期に急激に増加し，20歳まで増加を続ける。

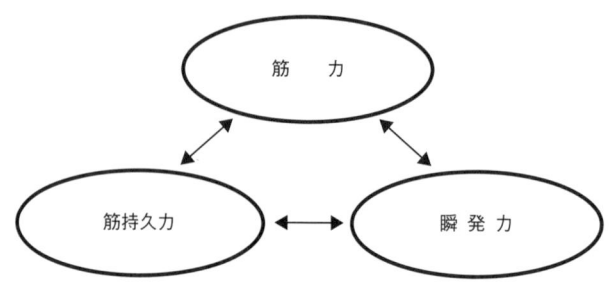

図8-17 筋力要素間の関連

8.6 循環機能の発達

8.6.1 循環器系機能のしくみ

　全身に血液を送る組織を循環器という。安静時の血液量は，脳が15％，心臓が5％，腎臓が20％，内臓が30％，皮膚や筋肉が30％である。中でも筋肉は安静時15％程度であるが，運動時は70％～90％の血液が集中する。このポンプの役目を担うのが心臓である。心臓は成人で，1回に60～70mℓを拍出する。これは，体重あたりになおすと，0.5％になる。しかし，新生児の場合は0.6～0.8％と，やや大きい。心臓が送り出す血液量を心拍出量といい，1回拍出量と心拍数の積で求めることができる。つまり，運動時など多くの血液が必要な場合は，1回拍出量と心拍数のどちらかを増加させればいいことになる。実際は，軽い運動時は1回拍出量と心拍数の両方が増大し，強い運動になると心拍数が増大して対応する。運動選手は安静時に除脈（心拍数が少ない）であることが知られている。これはトレーニングの結果，1回拍出量が多いので安静時は余裕を持った心拍数でよいことによる。

8.6.2 心電図

　心臓の収縮の様子は心電図をみると詳細に知ることができる。基本的には，収縮のための刺激が伝達されると波形となって現れる。したがって，波形のある地点で「興奮が始まる」あるいは，「興奮がおさまる」ことになる。加えて，心臓の収縮は心房と心室で時間的にズレがあるので，両者を合成したような波形となっている。波形にはP波からT波まで名前がつけられ，P波は心房の興奮開始，Q波は心室の興奮開始，そしてT波は心室の興奮がおさまり始めていることを示している。心房もT波に相当するものがあるはずだが，QRS波と重複して見えない。そして，心房の筋肉量は少ないので，心室のT波などに比べてP波は小さくなっている。また，S波からT波までの時間，つまりST波は全心室が収縮している時間を示している。

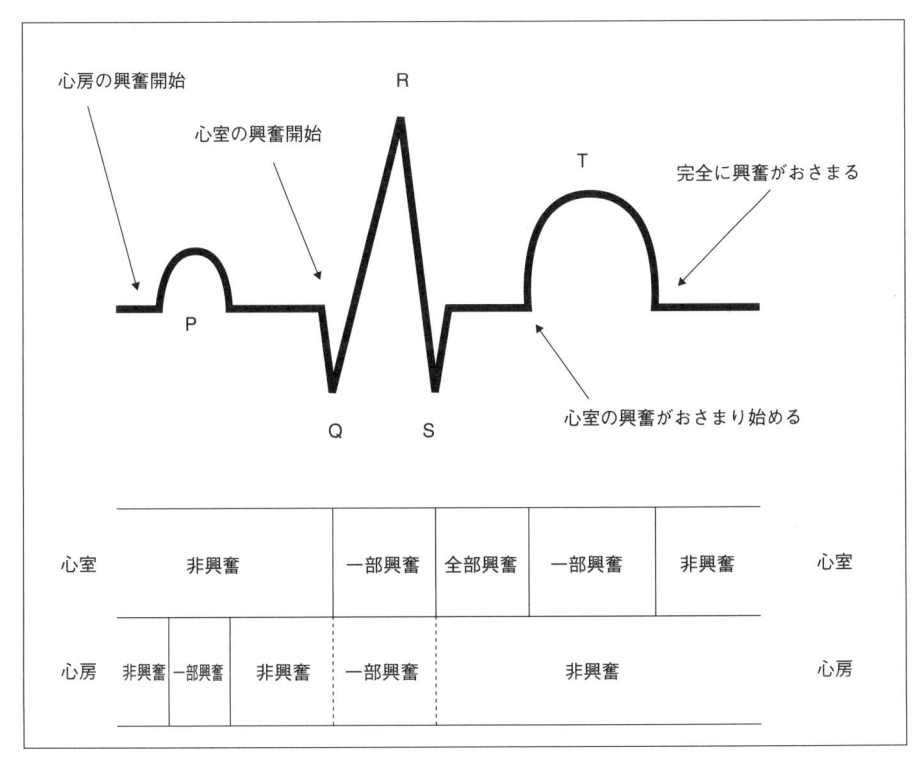

図8-18　心電図と心室心房の興奮状態 （田中, 1993）

心電図は心臓の収縮に異常があれば波形に現れる。例えば，PQ時間は心房から心室への伝導時間を示しており，刺激伝達系に異常があるとPQ時間が延びる。そして，右心房と左心房の収縮に時間差があるとP波は二相になる。また，心室の興奮がおさまっていく方向が「右下→左上」ならT波は上を向き，逆に，「左上→右下」ならT波は下を向く。

また，トレーニングしている者の心電図は，①RRの延長，②QRの延長，③STの上昇などの特徴があることが知られている。

8.6.3　全身持久力の測定手段としての心拍数

全身持久力を測定する手段として最大酸素摂取量などがある。特別な実験室でトレッドミルなどを利用して測定されるが，一般の者にとっては安易に測定できるものではない。それに対して，心拍数を用いた全身持久力の測定は脈拍を自ら数えればいいので誰でも容易に実施することができる。この実用性の高い点を利用して全身持久力を測定したり，トレーニング強度の目安にする方法が広く用いられている。例えば，シャトルラン，ハーバードステップテスト，PWC_{170}テストなどがそうである。

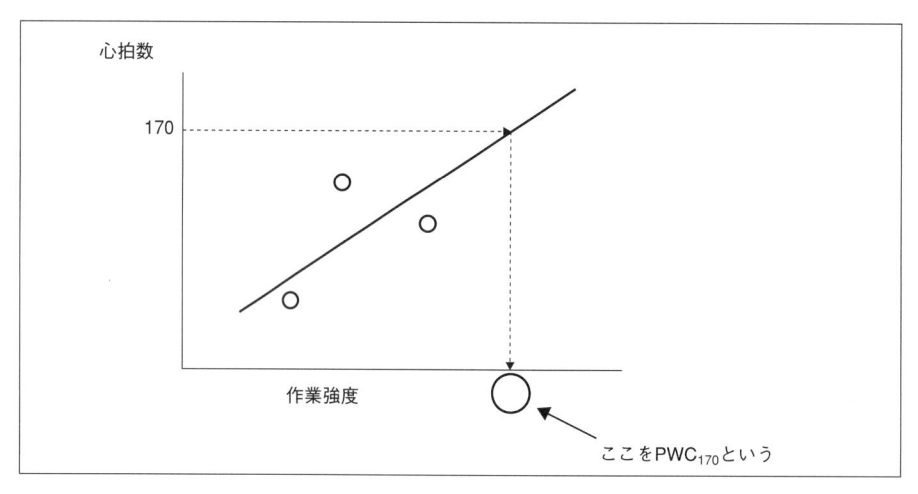

図8-19　PWC_{170}の測定方法（石井ら，1975）

PWCはPhysical Working Capacityの略で，PWC_{170}は心拍数170拍/分の作業強度のことである。170拍/分は持続して運動できる最大の作業強度であろうという前提で決められている。ただし，実際に170拍/分の運動を行い，その作業強度を決定するのではなく，いくつかの作業強度で運動を実施し，それらの値を用いて，直線を用いた外挿法や内挿法により推定する。例えば，老人などは170拍/分までの運動を実施することはほとんど不可能である。

全身持久力を向上させるためには，5分間以上の心拍数140〜150拍/分以上の強度の運動を週3回以上実施する必要があるといわれている。心拍数140〜150拍/分の運動強度は最大酸素摂取量と比較すると，70％（＝ $70\%_{of}VO_{2max}$）程度に相当する。

8.6.4　循環機能の発達

そして，心臓は左右の心房と心室から構成されるが，新生児では左心室と右心室が同じ大きさとなっている。それが，1年後には，左心室の大きさは右心室の2倍になる。さらに，その差は加齢とともに増大し，成人ではかなりのアンバランスな形態となる。それは，左心室が大動脈を通して全身に血液を送るという大仕事をしているのに対して，右心室は肺へ血液を送るだけしか仕事をしていないことが原因である。次の表は加齢に伴う心拍数の変化を示したもの

である。

表8-9　加齢に伴う心拍数の変化 (高石ら, 1977)

年齢	生後6ヶ月	生後1年	6歳	成人
心拍数（拍/分）	120～140	110～120	85～95	70～75（男子） 75～80（女子）

　このように，加齢に伴い心拍数は減少する。また，男女では女子の方が心拍数は多い。加齢に伴い心拍数が減少する理由は体の大きさそのもので，小さい動物の方が一般に心拍数は多い。
　下の表は加齢に伴う血圧の変化を示したものである。血圧には，心臓が収縮時の最高血圧と，心臓弛緩時の最低血圧がある。

表8-10　加齢に伴う血圧の変化 (高石ら, 1977)

年齢	新生児	1ヶ月	3～4歳	10歳	成人
最高/最低血圧	60/40	90/40	96/58	100/60	120/80

　このように，血圧は最高血圧，最低血圧ともに，年齢とともに増加する。
　また，血液性状も加齢とともに変化し，新生児は成人に比べて，赤血球や血色素（ヘモグロビン）の数が非常に多い。加えて，新生児では，皮膚の角質が薄く，血管が透いてみえるため，昔から新生児は「赤ん坊」と呼ばれていた。
　循環器系機能の指標でもある最大酸素摂取量や5分間走は，筋力と同様に思春期において，男子では急激な発達を示す。そして，女子はゆるやかな増加を示し，20歳を境に激減していく（高石ら，1977）。

8.7　呼吸機能の発達

8.7.1　呼吸機能の指標
　肺は自分では大きくなれないので，肋間筋が収縮して肋骨を引き上げ，同時に横隔膜が下がって，胸部が大きくなる。それに伴って，胸腔内が陰圧になり，肺が膨み，肺に空気（酸素）が取り込まれる。呼吸機能としては，「いかに多くの酸素を体内に取り入れられるか」が問題となる。そのためには多くの空気を取り入れる能力と，効率よく酸素を取り入れる能力の2つが問題となる。前者には肺活量，呼吸数，換気量などが関係し，後者には酸素摂取量や酸素負債量が関与する。

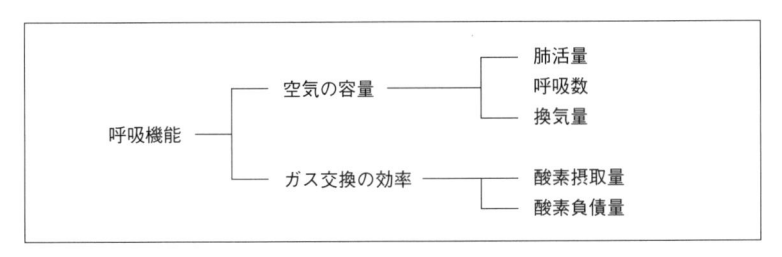

図8-20　呼吸機能の指標

8.7.2　酸素需要量
　運動継続に必要な酸素の量を酸素需要量といい，運動中常に筋肉に供給できる酸素量である

酸素摂取量との関係で，運動が継続可能か，不可能かが決定される。摂取量と需要量のバランスがとれていれば運動を継続することが可能になる。このような状態を定常状態・ステディステート（steady state）という。逆に，摂取量よりも需要量が大である場合には，体内に必要な酸素が不足することになるので運動は中断する。この状態を疲労困憊・オールアウト（all-out）という。

表8-11　摂取量と需要量の関係と運動の継続 （石井ら, 1975）

摂取量と需要量の関係	状　態
摂取量＝需要量	運動継続可（定常状態 steady state）
摂取量＜需要量	運動不可能（疲労困憊 all-out）

一般に，走運動などのスピードと酸素需要量は単純に比例しない。スピードと酸素需要量は指数関数的関係で，スピードを2倍にすると13.9倍の酸素が必要になるといわれている。したがって，走運動でスピードを少し上げるのにも多くの酸素が必要であることがわかる。

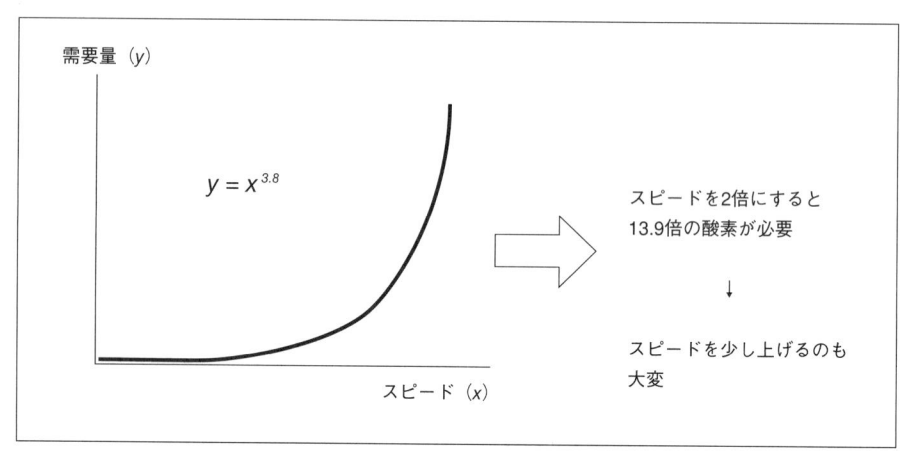

図8-21　スピードと酸素需要量の関係 （石井ら, 1975）

一定時間に肺に取り込む空気の量を換気量という。この換気量は

換気量＝1回換気量×呼吸数

という関係にあるので，換気量を増やすには，1回の換気量と呼吸数の両方を増やせばよいことになる。しかし，実際には，軽い運動では1回換気量が増え，激しい運動になると，呼吸数を増やして対応している。

8.7.3　酸素負債と酸素摂取量

短い距離を走ったりする場合，それほど呼吸をしなくても走り切ってしまう。これは外界から酸素を取り込まなくても体内にすでにあった酸素を使用しているからである。その分の酸素は走り切った後，補充される。このようにいわば「酸素の借金」とも呼べる酸素の量を酸素負債と呼ぶ。この酸素量には限界があるので，長い距離を走るためには，借金をしないで常に必要な酸素量を補充しながら走らなければならない。その都度，体内に摂取する酸素量を酸素摂取量という。

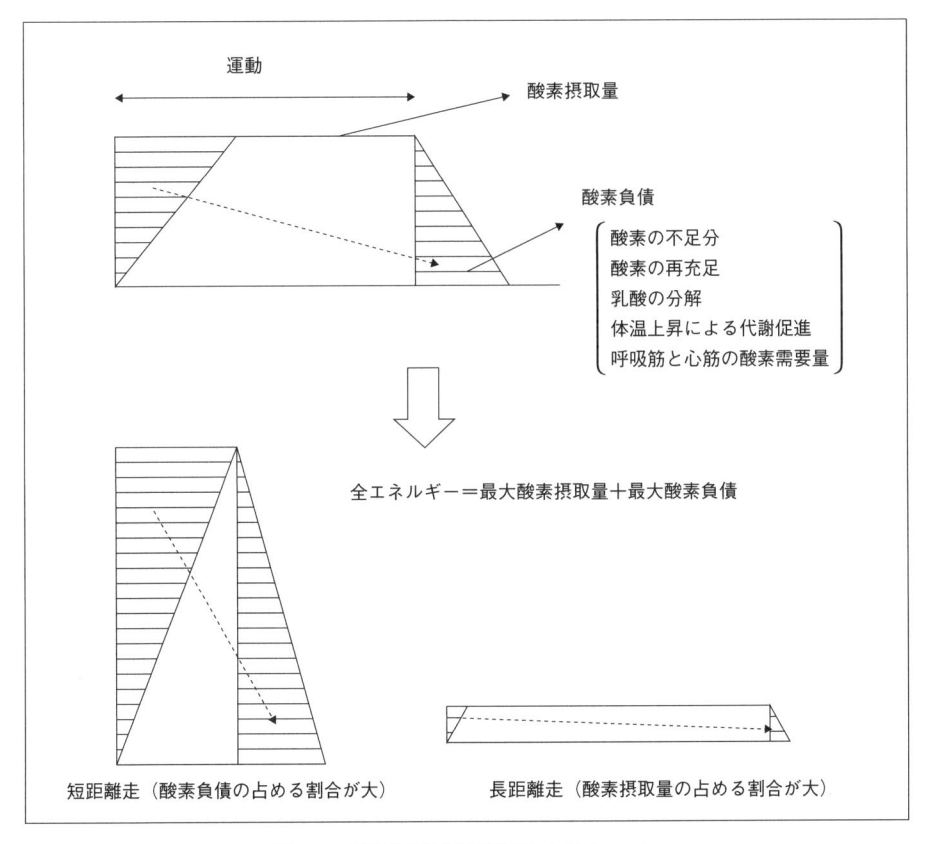

図8-22 酸素負債と酸素摂取量 (石井ら, 1975)

陸上競技でいえば、短距離走のように運動時間が短い場合は最大酸素負債がパフォーマンスの決定要因になり、逆に、長距離走では最大酸素摂取量が決め手になる。次の表は一流選手の最大酸素負債と最大酸素摂取量との比率を示したものである。

表8-12 運動時間別の最大酸素摂取量と最大酸素負債の比率 (石井ら, 1975)

	時間	酸素負債	酸素摂取量
400m走	60秒	80%	20%
1500m走	5分	40%	60%
マラソン	1時間以上	2%	98%

8.7.4 呼吸機能の発達

次の表は、加齢に伴う呼吸数の変化を示したものである。

表8-13 加齢に伴う呼吸数の変化 (高石ら, 1977)

年齢段階	乳児	幼児	10歳児～成人
呼吸数 (回/分)	34～35	22～26	18～25

以上のように、加齢に伴い呼吸数は減少する。呼吸数が減少するのは肺の弾性繊維が発達し、換気量が増大するためである。また、幼児では、2歳ごろまでは横隔膜の上下運動による腹式呼吸をしている。

肺活量は呼吸機能を測定する項目としてよく用いられ、持久的な運動によって向上する。し

かし，トレーニングのみならず，身長など体格の影響も受ける。身長と肺活量の関係は，身長をx，肺活量をyとすると，

表8-14 身長と肺活量との関係（高石ら, 1977）

男子	$y = 0.509 \times 10^{-6} \times x^{3.109}$
女子	$y = 0.718 \times 10^{-6} \times x^{3.030}$

と表せる。このことから，肺活量はほぼ身長の3乗，つまり体重（体積）に比例することになる。そして，その発育パターンも身長や体重の経過と同じ傾向を示す。つまり，学齢期を通じて漸増し，思春期に急激に増加する。しかし，身長発育停止後も男子は25歳まで，女子は20歳まで漸増するが，常に男子の方が女子より大である。これは男子の呼吸筋が強く，肩幅や上半身が発達していることによる（高石ら, 1977）。

また，最大酸素負債は男子では，14歳から急増し，18歳でピークを迎える。女子は16歳以降目立った増加を示さない。男子の最大酸素摂取量は5ℓ，女子の場合は最大値は3ℓになる。そして，最大酸素摂取量は男子に関しては12～16歳で増加を始め，最大値は3ℓ/分になる。女子は13歳までは発達を示すがそれ以後一定の値をとり，その最大値は2ℓ/分である。その後，加齢とともに低下し，40歳では20歳の80％程度になってしまう。

8.8 代謝機能の発達

8.8.1 基礎代謝

呼吸・血液循環・体温など生命の維持に必要な最小エネルギー量を基礎代謝量という。これは安静時の代謝量をもって測定され，体格・性・身体組成・食物・運動・環境温度など様々な要因により変化する。男子は1400kcal/日で，女子は1100kcal/日と男子の方が女子よりも大である。また，筋肉質の人の方が脂肪の多い人よりも，若い人の方が老人よりも，そして，体温の高い人の方が体温の低い人よりも基礎代謝は高い。女性の場合は，月経の周期でも基礎代謝は変化する。基礎代謝は食後15時間，常温，無音，臥位で測定される。基礎代謝は座位よりも臥位の方が約20％低くなる。さらに，睡眠時は低くなる。したがって，試合直前に試合場などで寝ると代謝は下がり，動きが鈍くなることがある。

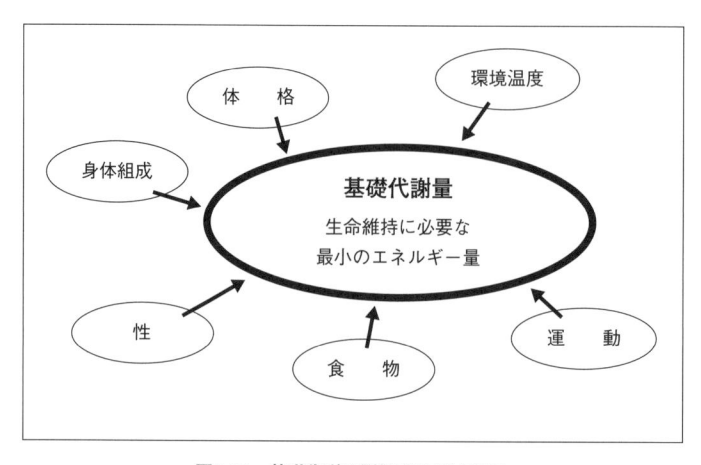

図8-23 基礎代謝に影響を及ぼす要因

基礎代謝量の損出は体表面積に比例（cm^2：身長の2乗に比例）し，獲得は体重に比例（cm^3：身長の3乗に比例）する。すると，身長が1/2になると，損出は1/4もあるが，獲得量

は1/8しかならないので，2倍食べないといけない。したがって，小さい動物は基礎代謝が大きく，体のわりには莫大な栄養と酸素が必要となる。

このことから，大人よりも子供の方が大きな基礎代謝量が必要となる。体の大きさが小さいことに加えて，身体の形成をするためエネルギーが必要であったり，筋緊張が亢進していたり，不活性脂肪が少ないことからも子どもの基礎代謝量は成人よりも大である。また，女子は不活性脂肪が多いので男子より基礎代謝量が少ない（高石ら，1977）。

表8-15　子供の方が大きな基礎代謝量を必要とする理由（高石ら，1977）

①体の大きさが小さい
②身体の形成をするためエネルギーが必要
③筋緊張が亢進
④不活性脂肪が少ない

8.8.2　運動強度

運動強度を表す時，消費エネルギーは身体の大きさの影響を受けるので，基礎代謝を基準に表す場合がある。例えば，次の式のように作業代謝を基礎代謝で除した運動強度を用いる。この指標をメット（Met）という。

$$運動強度 = \frac{作業代謝量}{基礎代謝}$$

これとは別に，エネルギー代謝率（Relative Metabolic Rate）を用いる場合もある。

$$エネルギー代謝率 = \frac{作業代謝量 - 安静代謝量}{基礎代謝}$$

エネルギー代謝率はその頭文字をとって，RMRと呼ばれる。次の表にいろいろなスポーツ種目のRMRを示した。

表8-16　いろいろなスポーツ種目のRMR（石井ら，1975）

種　目		RMR
陸上競技	100m走	205
	400m走	95
	マラソン	15
競泳　100m自由形		47
バドミントン		6
サッカー		6
ラグビー		11
バスケット		11
柔　道		13
相　撲		141

8.8.3　体温調節

人間の体温は外気の温度の高低にかかわらず通常36.5℃に維持されている。体温調節機能は主に視床下部の体温調節中枢で行われる。暑い時や運動時は多くの熱産生が起こるので，皮膚の血管を拡張させて血流量を増やし，熱を放散する。逆に，寒い時は皮膚の血管を収縮させて血流量を減らし，熱の放散を防ぐ。さらに，寒い時はふるえ運動を起こし，筋肉から熱を産生させる。

細胞は代謝をすると熱が出る。中でも筋肉は最も大きな熱発生器である。一般に，代謝の盛んな器官は熱発生量も大である。また，熱は皮膚から放散するので基礎代謝量は体重や身長ではなく，体表面積を基準に考える場合が多い（田中，1993）。

9章

運動能力構造の変化

9.1 運動能力の変化

　運動能力の発達には2つの側面がある。それは量的発達と質的発達である。量的発達とは「加齢とともに量が増大する」することによって表現できる。しかし，運動能力発達の現象が全て量の変化で表現できるというわけではない。例えば，「脳の重量が増加する」ことは量の変化として表現できるが，実際は「脳の重量は変わらないが，加齢とともに学力は向上している」わけである。これは経験や学習により，脳内の神経細胞のネットワークが複雑化して，機能（学力）が向上している。また，鯨の脳と人間の脳では，どちらが優れているかを比較する場合，重量だけでは鯨が優秀ということになるが，実際はそうではない。このように，運動能力は知的発達と同様に，成熟や分化，統合調節機能の向上を経て，質的変化をも起こす。

```
運動能力の発達 ─┬─ 量的発達……加齢とともに量が増大する
                └─ 質的発達……成熟や分化，統合調節機能の向上
```

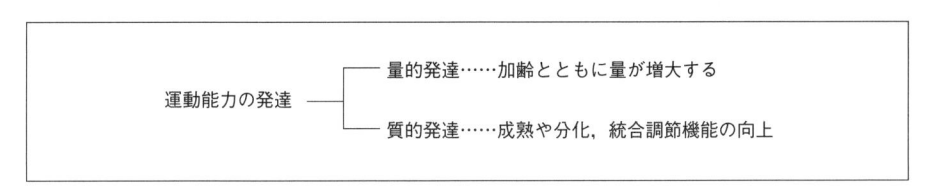

図9-1　運動能力の発達の2つの側面（青柳, 1996a）

9.2 運動能力とパフォーマンス

　運動能力とパフォーマンスとは区別して考えなければならない。パフォーマンスは実際に，発揮される身体運動の結果で，顕在的で測定可能である。しかし，運動能力はその原因となる潜在的なもので，直接測れない。パフォーマンスは競技スポーツの場面では「記録」「試合成績」に相当し，（運動）能力は「実力」に相当する。試合成績は実力のある者（チーム）が勝つ傾向があるが，その日のコンディションや得手不得手など様々な要因によって，実力通りの

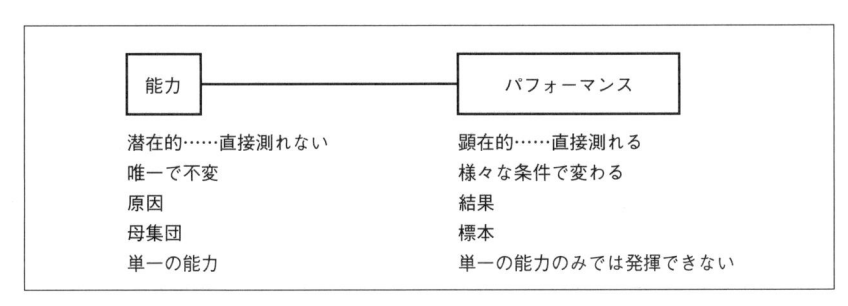

```
能力 ──────── パフォーマンス

潜在的……直接測れない      顕在的……直接測れる
唯一で不変                 様々な条件で変わる
原因                       結果
母集団                     標本
単一の能力                 単一の能力のみでは発揮できない
```

図9-2　運動能力とパフォーマンスの関係（松浦, 1983）

結果にならない場合がある。偶然が重なった試合結果よりも，本来知りたいのは選手の実力である。「体力」「運動能力」の測定でも，本来知りたいのは測定可能なパフォーマンスの結果そのものではなく，パフォーマンスの結果に影響を与え，それらの原因になっている能力である。しかし，残念ながら能力そのものは直接測定不可能なので，パフォーマンステストの結果から「推定」することになる（松浦, 1983）。

　例えば，同じ瞬発力が関与する測定項目（パフォーマンス）でも，50m走は走る動作によって発揮され，垂直とびは脚筋を媒体に発揮され，ハンドボール投げは投げる動作によって発揮され，立幅とびは跳躍という動作を通して瞬発力が発揮される。この場合，50m走が1番だからといって，必ずしも立幅とびも1番とは限らない。ハンドボール選手は本来自分が持っている瞬発力よりもボールを投げる技術が優れているためにハンドボール投げで良い成績を出すかもしれない。このような場合，4種目を総合して判断すれば，より正しく「その者に固有の瞬発力」を推定できるであろう。

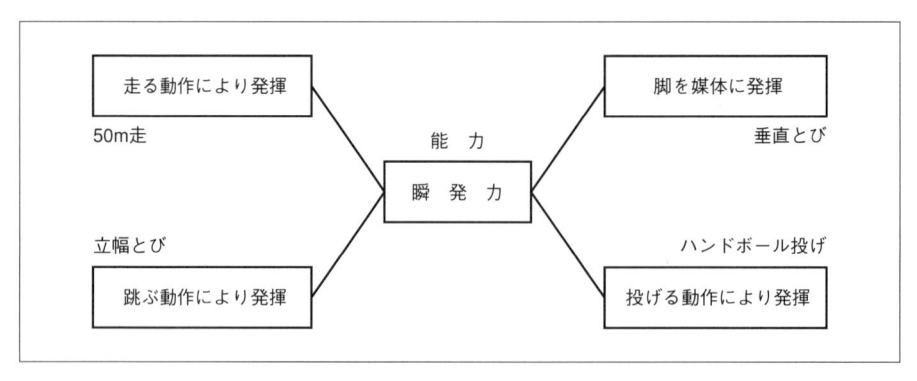

図9-3　運動能力からみたパフォーマンスとの関係（松浦, 1983）

　反対に，パフォーマンスは，そのパフォーマンスの発揮に中心的役割をはたす能力要素があるかもしれないが，単一の体力要素が原因で発揮されることはない。例えば，垂直とびは主に下肢の瞬発力の優劣を決定するが，その他にも跳躍時にバランスをとったり，上肢と下肢のタイミングもとれなければ最高点でタッチできないであろう。そのためには瞬発力の他にも平衡性や調整力も少なからず関与していると考える方が妥当である。

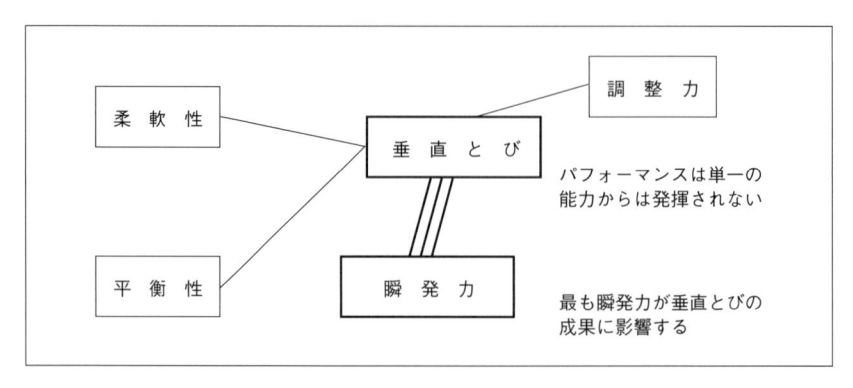

図9-4　パフォーマンスから見た運動能力との関係（松浦, 1983）

9.3 運動能力の推定

　直接，運動能力は測れない。したがって，その能力が関係して発現する現象から推測することになる。

　例えば，知的能力について，数学，物理，化学の筆記試験があったとしよう。それらの試験の成績をみてみると，数学の成績が良い者は物理の成績も良く，反対に，数学の成績が悪い者は物理の成績も悪い。同様に，化学の成績が良い者は物理の成績も良く，化学の成績が悪い者は物理の成績も悪い。化学の成績が良い者は数学の成績も良く，化学の成績が悪い者は数学の成績も悪いという傾向がはっきりしているようであれば，これら3つの科目に共通して関与する1つの能力があると考えるのが妥当である。この能力とは，例えば，「理系の学力」とでも呼べるものであろう。

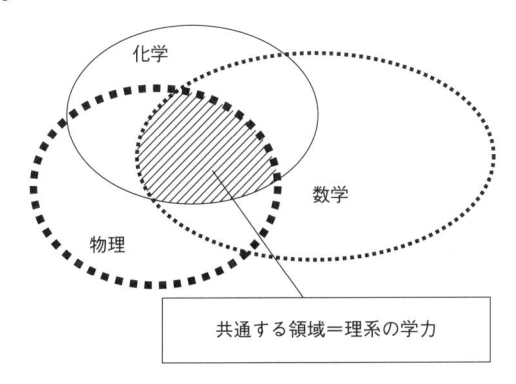

図9-5　理系の学力の概念

　これは体力についても同様である。例えば，立幅とび，ハンドボール投げ，垂直とびの体力測定をしたとしよう。結果，立幅とびの成績が良い者は垂直とびの成績も良く，立幅とびの成績が悪い者は垂直とびの成績も悪い。同様に，ハンドボール投げの成績が良い者は垂直とびの成績も良く，ハンドボール投げの成績が悪い者は垂直とびの成績も悪い。ハンドボール投げの成績が良い者は立幅とびの成績も良く，ハンドボール投げの成績が悪い者は立幅とびの成績も悪かったとしよう。ここで，この3つの測定項目に共通して関与する1つの体力があると仮定することは妥当な推論である。これは，例えば，「瞬発力（パワー）」である。

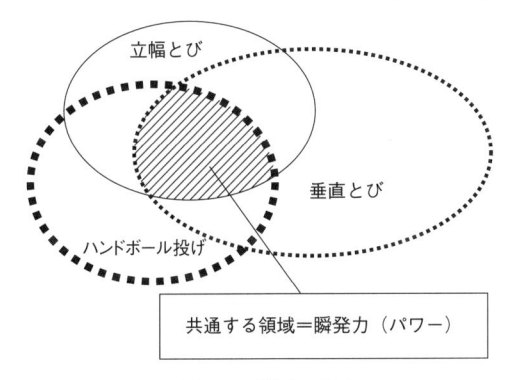

図9-6　瞬発力の概念

　これらは，運動技能であれば，まりつき，バレーボール，ボウリング，バスケットボールなどの得手不得手に関連がある。つまり，一方に優れていれば他方にも優れ，一方が不得手であれば他方も不得手であるとすれば，それらに共通する，「ボールハンドリング技能」とでも呼

べる能力の存在が考えられる。体格についても，身長，上肢長，下肢長のお互いに関連があるならば，「長育」と呼べる因子によって発育という現象が説明できる。長育に優れている者は，測定していなくても指の長さなども長いだろうという推論は成り立つ。

　実際に，能力をこのような立場から推定する統計的手法を因子分析法という。1つの能力（運動能力や体力要素）を測定しているだろうと考えられる複数の項目を総合して順位をつければ，特定の技術や身体の部位に偏った判断はしないであろう。そして，これらの項目間の相関係数を求め，お互いのグループ内の関連は高く，別のグループとは関連が低いグループに分け，それらの項目の総合得点から順位をつける方法である（青柳, 1996a）。

9.4　運動能力の能力構造

　ここに，優秀なサッカー選手がいたとしよう。この選手がサッカーを選ばず，ハンドボールをしていたら，やはり優秀な選手になっただろうか。あるいは，バスケットや柔道ではどうだろうか。スポーツ全般に共通する「センス」「運動能力」なるものが存在するならば，どの種目を選んだとしてもその種目で成功するだろう。しかし，その種目に特有な「センス」「運動能力」なるものが存在するならば，その種目でしか成功しなかっただろう。このような観点の相違から2つの運動能力の構造が考えられている。

9.4.1　一般運動能力（2因子モデル，階層的因子構造）

　ある種目で優秀な選手は，他の種目でも優秀な選手になれるならば，全てのスポーツに共通な運動能力（運動センス）があると考えるべきである。このような能力を「一般運動能力」と呼ぶ。このように，一般的運動能力の存在を仮定する構造を階層的運動能力構造という。下の図はこのようなモデルを模式的に図示したものである。

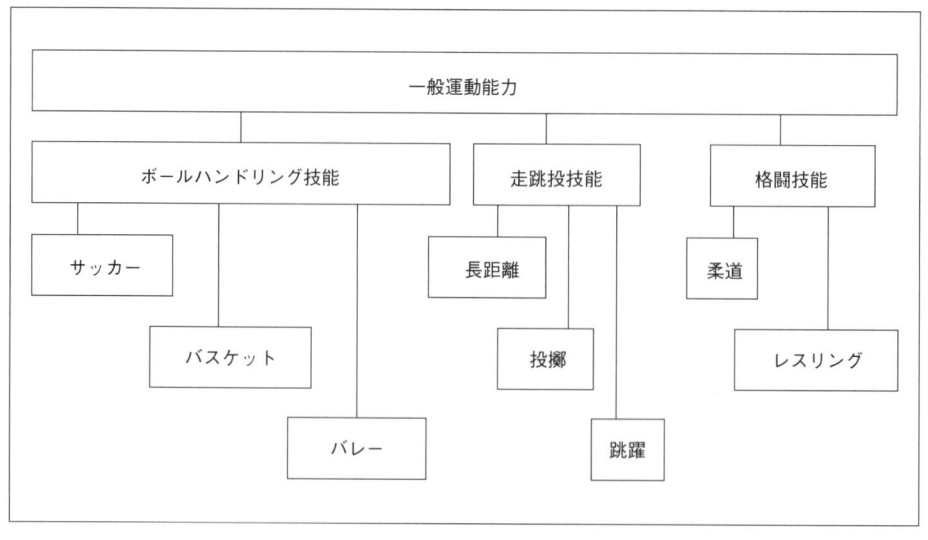

図9-7　階層的運動能力構造

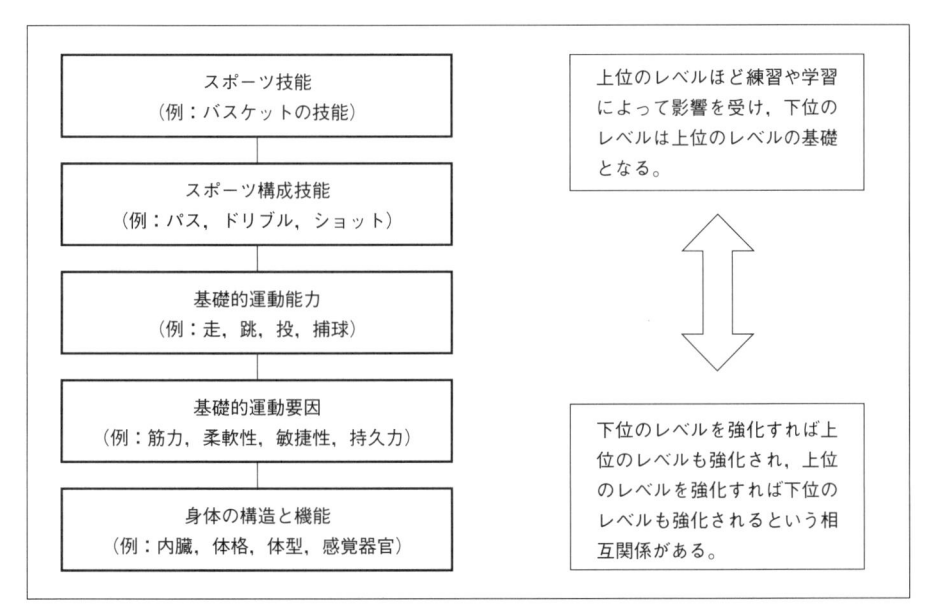

```
┌─────────────────────────────────────────────────────────────────┐
│  ┌─────────────────────────┐      ┌──────────────────────┐      │
│  │   スポーツ技能          │      │ 上位のレベルほど練習  │      │
│  │  （例：バスケットの技能）│      │ や学習によって影響を  │      │
│  └─────────────────────────┘      │ 受け，下位のレベルは  │      │
│  ┌─────────────────────────┐      │ 上位のレベルの基礎と  │      │
│  │   スポーツ構成技能      │      │ なる。                │      │
│  │（例：パス，ドリブル，ショット）│   └──────────────────────┘      │
│  └─────────────────────────┘                                    │
│  ┌─────────────────────────┐              ⇅                     │
│  │   基礎的運動能力        │                                    │
│  │  （例：走，跳，投，捕球）│                                    │
│  └─────────────────────────┘      ┌──────────────────────┐      │
│  ┌─────────────────────────┐      │ 下位のレベルを強化す  │      │
│  │   基礎的運動要因        │      │ れば上位のレベルも強  │      │
│  │（例：筋力，柔軟性，敏捷性，持久力）│ 化され，上位のレベル  │      │
│  └─────────────────────────┘      │ を強化すれば下位のレ  │      │
│  ┌─────────────────────────┐      │ ベルも強化されるとい  │      │
│  │   身体の構造と機能      │      │ う相互関係がある。    │      │
│  │（例：内臓，体格，体型，感覚器官）│    └──────────────────────┘      │
│  └─────────────────────────┘                                    │
└─────────────────────────────────────────────────────────────────┘
```

図9-8　松田・ラルソンの階層的運動能力構造（松田, 1957より引用）

9.4.2　多因子モデル

「ある種目で優秀な選手でも，他の種目で優秀な選手になれるとは限らない。全てのスポーツに共通な運動能力（運動センス）はない」という仮定の下に，様々な運動能力の構造を説明するモデルを多因子モデルという。下の図はこのようなモデルを模式的に図示したものである。

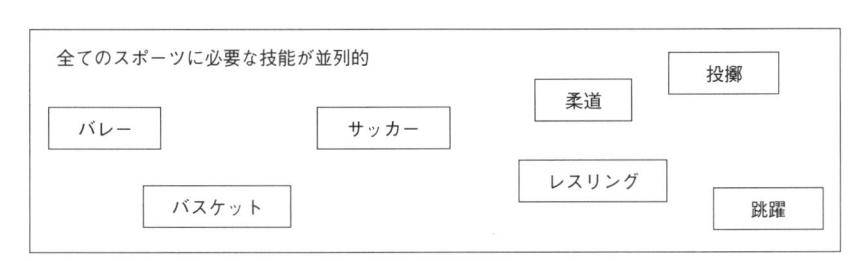

```
┌─────────────────────────────────────────────────────┐
│ 全てのスポーツに必要な技能が並列的                  │
│                              ┌──────┐  ┌──────┐    │
│                              │ 柔道 │  │ 投擲 │    │
│  ┌──────┐      ┌──────┐      └──────┘  └──────┘    │
│  │ バレー│      │サッカー│                          │
│  └──────┘      └──────┘    ┌────────┐              │
│       ┌────────┐           │レスリング│  ┌──────┐  │
│       │バスケット│          └────────┘   │ 跳躍 │  │
│       └────────┘                        └──────┘  │
└─────────────────────────────────────────────────────┘
```

図9-9　多因子モデル

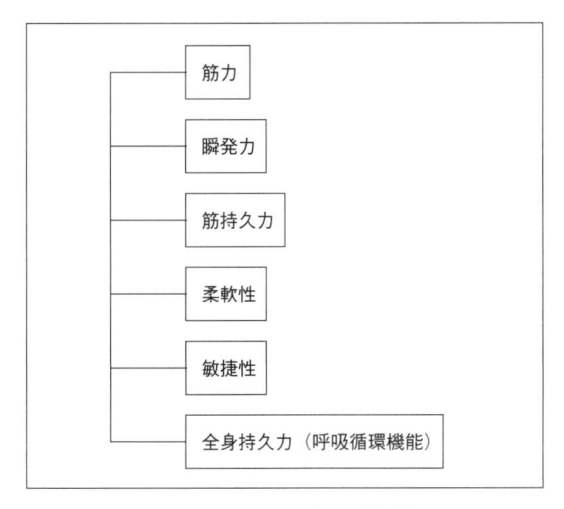

```
      ┌─────────────────┐
      │  ┌─────────┐    │
      ├──│  筋力   │    │
      │  └─────────┘    │
      │  ┌─────────┐    │
      ├──│ 瞬発力  │    │
      │  └─────────┘    │
      │  ┌─────────┐    │
      ├──│ 筋持久力│    │
      │  └─────────┘    │
      │  ┌─────────┐    │
      ├──│ 柔軟性  │    │
      │  └─────────┘    │
      │  ┌─────────┐    │
      ├──│ 敏捷性  │    │
      │  └─────────┘    │
      │  ┌──────────────────────────┐ │
      └──│ 全身持久力（呼吸循環機能）│ │
         └──────────────────────────┘
```

図9-10　並列的な体力構造

そのどちらが正しいかは知能についても，運動能力についても現在まで明らかではない．

9.5 知的能力の質的発達

幼稚園ぐらいでは「活発な子」とそうでない子がいる．このような集団では，活発な子は，頭もいいし，運動も積極的にする．それが，小学校になると，いろいろな子の特徴を説明するのに，「運動が得意（不得意）」と「学業成績が良い（良くない）」の2つの尺度が必要になる．例えば，「運動やスポーツは得意だが，勉強は苦手だ」という子や，「勉強は苦手だが，スポーツは得意だ」という子が多くなる．中学校ぐらいになると，国語や英語の成績もいいが，同時に音楽や美術の筆記試験でも成績がいい子がいる．いわゆるオール5の生徒もいる．しかし，高校ぐらいになると，数学，物理，化学は得意だが，国語や英語はどうもダメという「理系学科が得意」な学生が出てくる．反対に，国語や英語は得意だが，理系の科目はダメという文系の学生が出てくる．もちろん，両方得意（不得意）という学生もいる．しかし，明らかに，1つの「学力」という能力では，説明できない学生が多くなる．さらに進むと，同じ数学でも，計算問題は人一倍速いが，証明問題はダメという学生が多くなる．このように，知的能力の発達は，1つの能力でいろいろな人間の能力の優劣を説明できたのが，次第にそれが不可能になり，多くの尺度（ものさし）が必要になる．これはその分多くの能力に分かれていくことを示している．

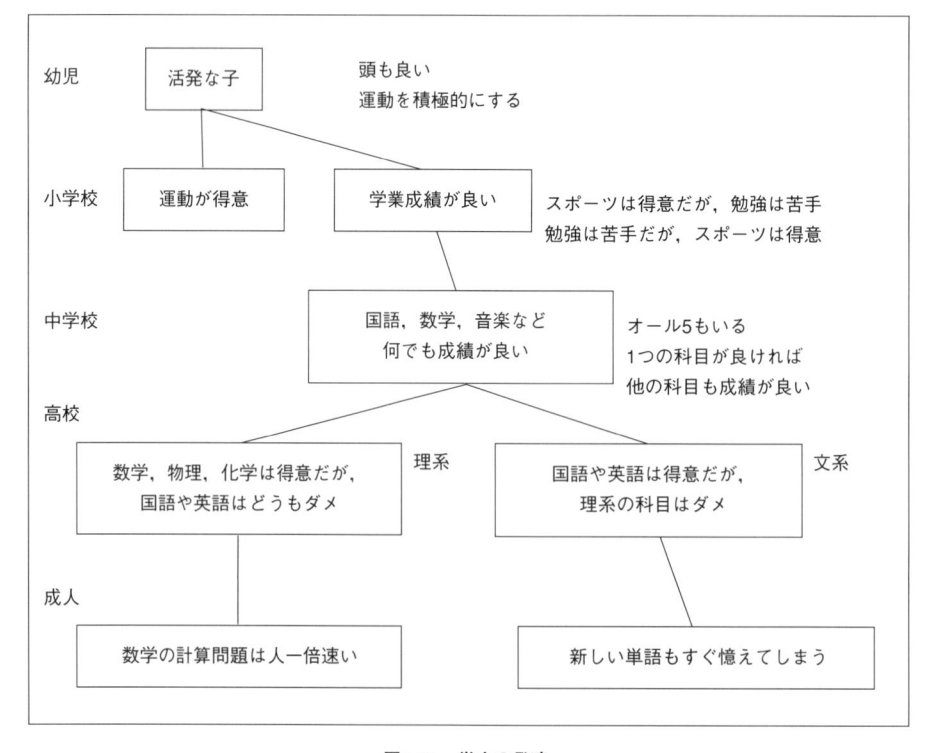

図9-11　学力の発達

このように，「全ての行動が1つの能力で行われていたのが，お互いに関連がない2つ以上の能力に分かれていく」ことを，ギャレット（Garrett, 1946）は「知能の分化仮説」と呼んでいる．

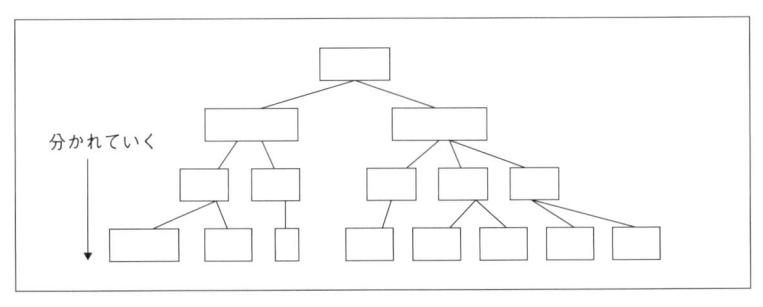

図9-12 ギャレットの知能の分化仮説

9.6 運動能力構造の発達（分化）

運動能力構造の発達も，知的能力の発達と同様に，分化という概念によって説明される。

9.6.1 一般運動能力構造（階層的因子構造）

一般運動能力構造（階層的因子構造）は，未分化な状態では，そのほどんどが一般因子によって構成されている。つまり，一般的な能力によって各パフォーマンスの優劣が説明可能であった。それが，徐々に一般因子によって説明できず，パフォーマンスに固有の能力が必要になる。これは，構造的には「一般因子の減少と，群因子の増加」という変化になる。

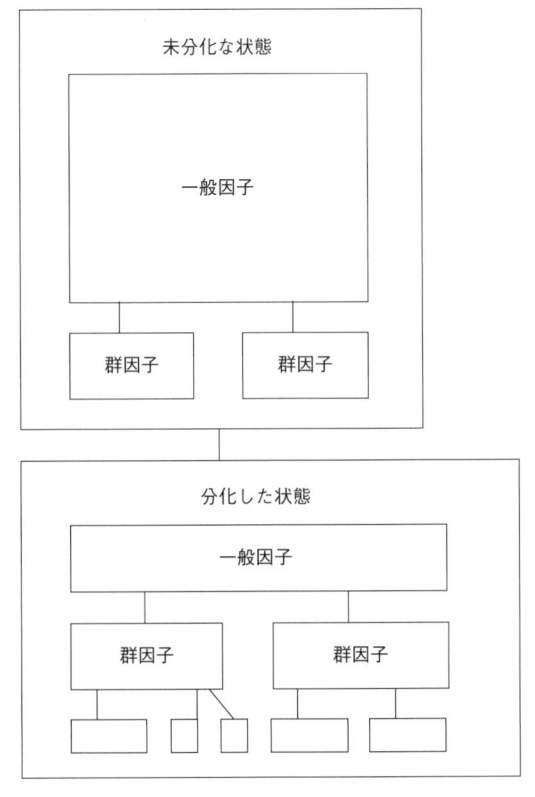

図9-13 分化した状態と未分化な状態

9.6.2 多因子モデル

多因子モデルでは，より少ない包括的能力から，多くの，より細かい（より種目に固有の）技能に分かれる。これは構造的には，因子数の増加によって説明される。

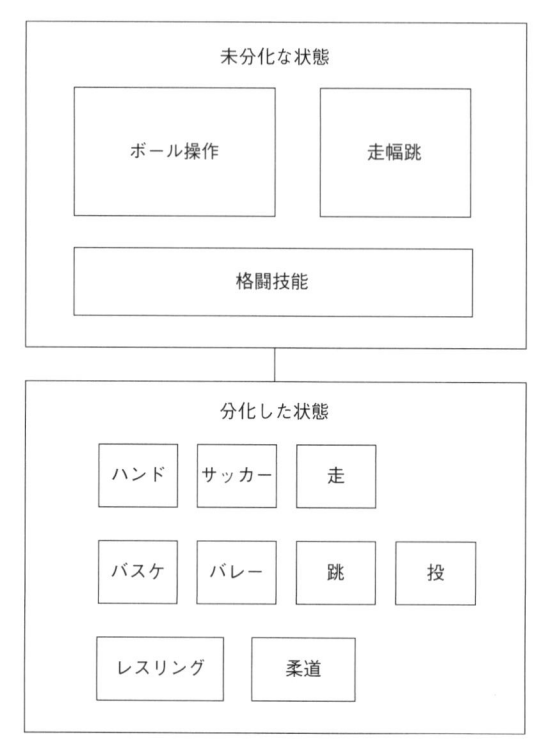

図9-14 運動能力の分化した状態と未分化な状態

9.7 運動技能の分化と統合の実際

運動技能の発達は分化と統合という2つの概念で説明することができる。

まず，手を握ることしかできなかった幼児が，指が1本1本，別々に折れるようになる場合があげられる。この例のように，ある粗大な運動の中から特殊化された運動が生じることを運動機能の分化と呼ぶ。ボールを腕全体（腕と胸全体）でしか捕球できなかった幼児が，手のひらだけで捕球できるようになり，肘の屈曲がなくなる。このように，直接，捕球という動作のために必要でない，余計な動作を随伴運動という（高石ら，1981）。

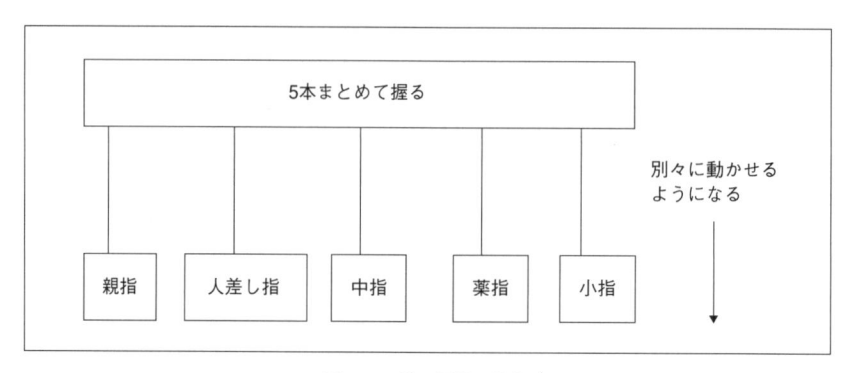

図9-15 指の運動の分化

それに対して，部分的な運動がいくつか組み合わさって1つの合目的な運動ができるようになることを統合という。例えば，まりつきをしていると他のことができなかった幼児が，走りながらまりつきをするようになり，初めてジグザグドリブルという動作が可能になる。また，自動車の運転が未熟な者は，ハンドルさばきを気にしていると他のことができなかった。それが，ハンドルを回しながら他のことができるようになり，脚でアクセルを踏んだり，回りを見回すことができるようになって，初めて，安全で，うまい車の運転が可能になる。これらの現象は運動技能の統合という概念で説明することができる。

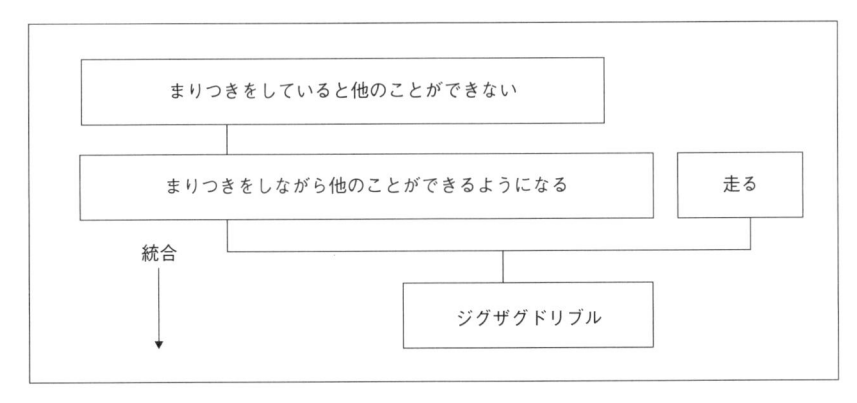

図9-16　ジグザグドリブルにおける運動能力の統合

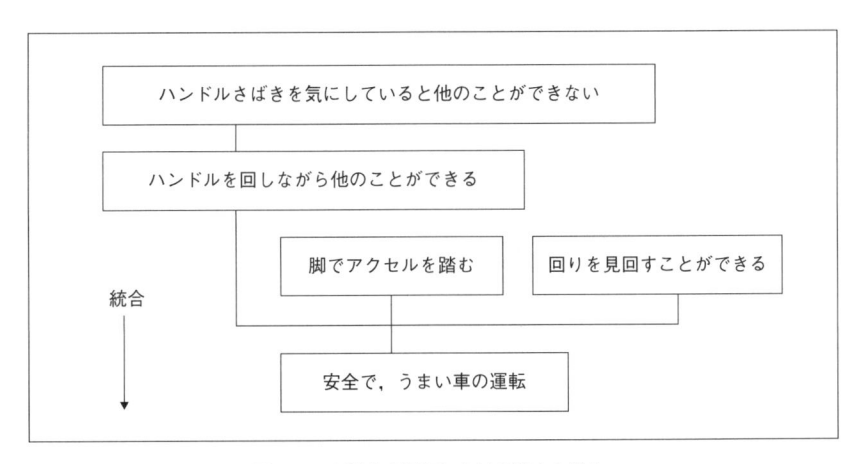

図9-17　自動車の運転における能力の統合

9.8　幼児期の運動能力構造・変化の実際

　松浦ら（1977）は，4〜8歳の幼児期から児童期前半にかけての男児259名を対象に，ラルソン（Larson）の仮説的運動能力領域，つまり基礎運動技能，基礎運動要素，そして体格及び身体機能の各領域から選ばれた14項目から，一般因子を抽出し，これを基礎運動能力と解釈し，この一般因子と，一般因子についての各変量の貢献度から次のような結論を得ている。
1) 基礎運動能力は4〜8歳において加齢とともに直線的に増加する。
2) 運動能力を，基礎運動能力領域と特殊運動能力領域からなると仮定すると，運動能力中に占める基礎運動能力領域の割合は，加齢に伴い減少する。
3) 加齢に伴う因子の複雑度の減少から推察すると，この時期における運動能力の発達は未分化な状態から次第に分化への方向をとる。

4) 基礎運動能力を構成する諸要素の加齢に伴う変化を検討すると，体格や年齢の要素は，低年齢層で基礎運動能力因子に対してかなり大きな貢献度を示したが，加齢に伴いそれらの貢献度は減少した。一方，静的筋力，上・下肢の瞬発筋力の要素の貢献度は加齢とともに増大した。

中村ら（1979）は，さらに女児を加えたデータに全く同様の方法を用いて，性差を考慮しながら，次のように報告している。

1) 4～8歳の幼児・児童の基礎運動能力は，男女児とも年齢増加と比例して直線的に発達する。
2) 男児の基礎運動能力は全ての年齢段階（4～8歳）で，女児のそれより優れていた。その能力差は加齢とともに大となる。そして，7歳以後，その差は顕著となる。
3) 基礎運動能力の性差は，4，5歳から認められる。
4) 4～6歳の男児の基礎運動能力は，体格，静的筋力及び上・下肢の瞬発筋力から，一方，女子の基礎運動能力は成熟度，体格及び静的筋力から主に構成されている。
5) 7，8歳と年齢が増加するにつれて，男児の場合，神経－筋の協応性の発達が次第に認められる。しかし，女子の場合，その発達は8歳レベルにおいてすら十分ではない。

市村ら（1969）は，「発達は未分化なものが分化し，統合されていく過程であり，成人の運動能力を構成している多様な要因は，幼児では未分化なものではないか」という仮説のもとに，4～5歳の園児を対象に，身長，体重，サイドステップ，垂直とび，棒上片足立ち，背筋力，握力，ソフトボール投げ，50m走，立位体前屈の10項目の測定を行い，それらの相関行列に対して，主成分分析を施し，分散抽出率が約10％以上の5因子について次のように解釈している。

表9-1 市村ら（1969）によって抽出された因子

1) Strength (static and explosive)
2) Flexibility
3) Pecular to balance test
4) Pecular to back lift
5) Pecular to side-step test

そして，得られた結果について，背筋力と立位体前屈以外の項目はすべて第1因子で説明されてしまい，成人のように筋力の領域における細やかな分化は行われていないと報告している。

松井ら（1955）は，オゼレツキー（Oseretzky）の仮説的運動能力の分類，つまり，

表9-2 オゼレツキーの仮説的運動能力の分類

1) 静的協調能
2) 主として両手の動的協調能
3) 全身の動的協調能
4) 運動速度
5) 同時運動能
6) 協応動作を排除する能力（分離動作）

の各領域から選ばれた52項目の測定項目を4～9歳児800人を対象に行い，特にその中で最も妥当な21項目を13項目と8項目の2グループに分け，相関行列を求めた後，各々別々にサーストン（Thurstone）の多因子分析法を行っている。最初のグループは，棒上片足立ち，棒上歩き，立幅とび，立高とび，小銭投入れ，糸巻動作，カード分類，タッピング，豆拾い，身長，体重，胸囲，知能検査の13項目であり，第2のグループは，跳躍拍手，跳躍踵たたき，右足と手拍手，片眼閉じ，差交差，指の輪，拳と指，閉眼指先つけの8項目からなり，オゼレ

ツキーの分類による模倣運動，または分離動作にあたるものである．結果，最初のグループからは次の4因子が抽出された．

表9-3 松井ら（1955）によって抽出された因子

1）平衡能
2）パワー
3）体格
4）手先の器用性

しかし，第2グループについては解釈が困難であるとして，因子の解釈は行っていない．

特に，手先の器用性の項目として分類されたいくつかの項目は，運動形態が似ていてもそれぞれ特殊な因子を持ち，同一の共通因子では説明できなかったとも報告している．

市村ら（Ichimura et al., 1975），海野（1972）は，小学校3年男子と高校1年男子という発達段階の異なる標本に適用可能と思われるテストを修正を加えながら50項目選択し，その測定結果から次のような両標本の因子構造を求めて比較を行っている．抽出された因子は次の通りである．

表9-4 Ichimura et al.（1975）と海野（1972）によって抽出された因子

高1の因子	小3の因子
1）体格及び静的筋力（13.0％）	1）全身運動の協応性あるいは全身支配能力（17.4％）
2）持久力（11.9％）	2）体格及び静的筋力（12.5％）
3）敏捷性（11.4％）	3）柔軟性及び敏捷性（8.8％）
4）柔軟性（4.4％）	4）平衡性（7.6％）
5）瞬発力（8.1％）	5）速い筋運動における筋持久力（5.8％）
6）平衡性（9.0％）	6）四肢の敏捷性（5.1％）
	7）静的な状態で自重を支える筋持久力（5.0％）

高1の因子は従来の青年期における研究結果と同様な因子を見いだしている．一方，小3の場合，高1と同じ因子は体格及び静的筋力因子と平衡性因子の2つだけであり，他は，第1因子及び第3因子のような複雑度の高い包括的な因子と，逆に第5因子，第6因子，第7因子のような単純な因子が抽出されている．特に特徴のある因子は第1因子であり，全身運動形式の全てのテストによって定義されており，全身運動に必要な種々の能力要素がまとまった形態をなしている因子と解釈される．また，各因子の貢献度を比較しても，高1においては比較的同程度の貢献度の因子で構成されているのに対して，小3では貢献度の高い因子と低い因子で構成されており，小3の運動能力が未分化なことを意味している．

岩崎ら（1970），佐貫ら（1970），猪俣ら（1970）は，各々4・5・6歳の幼児，約50名ずつを対象に，身長，体重，握力（左右），背筋力，体前屈，上体そらし，開脚度，鉄棒ぶら下がり，体支持時間，立幅とび，タッピング（利手，両手），積木移し，糸巻，ビー玉拾い，ボタンかけ，8字走，8字手足歩き，硬式テニスボール投げ，連続とび越し，左右とび，棒上片足立ち（左右），棒上歩き，横転，糸巻歩きの計27項目を測定し，それらをもとに幼児の運動能力構造を求めている．その結果を猪俣らは次のようにまとめている．

1) 第1因子に共通して一般運動協応因子が抽出された．しかし，それぞれの因子の全分散に対する寄与率には，一定の増加または減少の傾向はみられなかった．
2) 体格，筋に関連する因子構造では，5，6歳において性差が著しかった．
3) 大筋協応に関して，男児は女児よりも構造的分化が早い傾向がみられ，逆に女児は男児よりも小筋的能力の構造的分化が早いことが推察された．また，特に全年齢にわたって解釈不能な両極性因子が抽出され，これは幼児期の運動能力の特徴と考えられる．

幼児の運動能力の発達という観点から，特に他の領域に比べて調整力あるいは協応性は重要視されており，その因子構造についていくつかの研究がなされている。

高田ら（1977）は，46の調整力を測定していると考えられる基本的運動パターンの成就を，3歳から9歳までの2538名を対象に，pass-or-fail形式のアンケートにより調査し，その結果をもとに男女児の調整力の構造を明らかにしている。

結果，抽出された因子は次の通りである。

表9-5　高田ら（1977）によって抽出された因子

男　児	女　児
1）全身調整力と知的能力の発達	1）全身調整力
2）感覚との協応を含む調整力	2）知的能力の発達
3）手の調整力と知的能力の発達	3）下肢の調整力
4）下肢の調整力	4）手の調整力
5）不明	

以上の結果からは，やはり男女児ともに「全身調整力」と呼べる因子が抽出されている。また，もう1つの注目すべき点は男女児で共通して抽出されているのは「下肢の調整力」のみで，他の因子の対応は「部分的対応」のみにとどまっており，その構造に明らかな性差がみられることである。

松浦（1978）は，調整力の中でも，特にボールハンドリング技能の因子構造について報告している。測定は幼稚園児273名を対象に，ボールを蹴る，捕らえる，投げる，打つ，ころがす，的にあてる等の運動パターンを成功回数によって評価した，9種類24項目のパフォーマンステストを用いている。抽出された因子は次の通りである。

表9-6　松浦（1978）によって抽出された因子

1）ボールを手で扱う技能；簡単なボール
2）正確投げ技能Ⅰ；小さなボールによる
3）正確投げ技能Ⅱ；ボール一般
4）ころがってくるボールの的へのキック技能
5）静止しているボールの的へのキック技能
6）フライボールの捕球技能

ただし，ここでも第Ⅰ因子と第Ⅲ因子の両因子で全分散のほぼ1/2（49.65％）を説明してしまい，他の因子はこの両因子と比較すると貢献度は小さい。

これらの他に，青柳ら（1980）は調整力の中でも，特に平衡運動に関する調整力についての因子構造を報告し，キャンビーら（Cumbee et al., 1957）は小学校3年の女児の調整力の因子構造を求め，キャンビー（Cumbee, 1954）の女子大生を対象とした調整力の因子構造と比較している。

また，竹内ら（1968）は，幼児の運動能力の因子構造をラルソンの仮説的構造に基づいて，多因子モデルの立場からもとめている。

10章 栄養と食生活

10.1 栄養素

10.1.1 主な栄養素

栄養素を含む素材を「食糧」といい，加工して食用に提供できるものを「食品」，さらに，すぐに食べられる状態になったものを「食物」という。例えば，籾米や玄米は食糧，七分づき米や精白米は食品，さらに炊いた御飯は食物ということになる。ただし，皮をむいただけで食べられる果物は食糧でもあり，食品でもあり，同時に食物でもある。食物は調理・加工されて，口に入り，栄養素として消化・吸収される。口から摂取した食物は，細かく消化・分解され，糖質，脂質，蛋白質，無機塩類，ビタミンなどになり，小腸などから吸収される。糖質，脂質，蛋白質の3つは主にエネルギーになり，他は体内での代謝を円滑にする役目を持っている。代謝とは体内での化学反応で，この反応の触媒が酵素（蛋白質）で，ビタミンはその反応を手助けしている。

表10-1　五大栄養素（大国，1991）

①糖質	エネルギー源
②脂質	エネルギー源・身体組織を作る
③蛋白質	エネルギー源・身体組織を作る
④無機塩類	身体の生理機能を調節する
⑤ビタミン	身体組織を作る・身体の生理機能を調節する

この他に食物繊維を加える場合もある。食物繊維はヒトの消化酵素では分解・吸収されないが，大腸ガンや便秘などによいとされている。

10.1.2 糖質

糖質の組成はいずれも $C_6H_{12}O_6$ なので，炭（C_6）水（$H_{12}O_6$）化物とも呼ばれる。糖質の最も分解された状態は分子が1つからなる単糖類で，ブドウ糖，果糖，ガラクトースがある。さらに，これらが2つずつ結合した二糖類がある。二糖類には，ブドウ糖が2つ結合した麦芽糖，果糖とブドウ糖が結合したショ糖，ブドウ糖とガラクトースが結合した乳糖がある。さらに多数の単糖類が結合した多糖類があり，これらにはデンプン，グリコーゲン，セルロースなどがある。デンプンは植物での貯蔵糖質で，グリコーゲンは動物での貯蔵糖質である。いずれも細

表10-2　糖質の種類（大国，1991）

単糖類	二糖類	多糖類
ブドウ糖	麦芽糖（ブドウ糖＋ブドウ糖）	デンプン
果糖	ショ糖（果糖＋ブドウ糖）	グリコーゲン
ガラクトース	乳糖（ブドウ糖＋ガラクトース）	セルロース

かく分解していくと，すべて単糖類になる。また，普通の家庭などで使用している白砂糖はショ糖のことである。

糖質は，口腔で唾液アミラーゼ，十二指腸で膵液アミラーゼ，小腸で糖質消化酵素により単糖類に分解され，ブドウ糖，果糖，ガラクトースなどとなり，小腸で吸収され，門脈から肝臓に運ばれる。

糖質は，エネルギー源として重要で，消化吸収率も高く，消化吸収の速度も速い。特に，単糖類や二糖類は消化吸収速度が速く，短時間で疲労回復に役立つので，登山やスポーツで甘い糖質を補うのは理にかなっている。食品中に必須の糖類はなく，糖質の摂取が少ない場合，必要なエネルギーを蛋白質や脂質で補うことになる。しかし，脂質は代謝が円滑ではなく，蛋白質は身体構成に使うのでもったいない。逆に，糖質の摂取が多い場合，満腹感から他の栄養素の摂取不足を起こす場合があるので，注意が必要である。

血液中のブドウ糖濃度を血糖値という。糖尿病ではこの血糖値が高いが，正常な人でも食事の後は血糖値は高くなる。人間の場合，余分な糖質はグリコーゲンとして蓄えられる。主に，肝臓と筋肉に貯蔵され，肝臓のグリコーゲンは必要に応じて血液中に放出されるが，せいぜい半日から1日分しかなく，長期のエネルギー保存としては役には立たない。また，筋グリコーゲンは筋収縮のエネルギーにはなるが，いくら不足しても血液中に放出されることはない。

10.1.3 脂質

脂質は，エネルギー源となる他に，①細胞構造と細胞膜の機能を正常に保つ，②皮下脂肪などの貯蔵脂肪になる，③必須脂肪酸や生理活性を持つプロスタグランジンの合成源となる，④ビタミンA，D，Eなどの脂溶性ビタミンの媒介をする，⑤血中脂質の調節機能をはたす，などの役目を持っている。

表10-3 脂質の役目（大国，1991）

エネルギー源
細胞構造と細胞膜の機能を正常に保つ
皮下脂肪などの貯蔵脂肪になる
必須脂肪酸や生理活性を持つプロスタグランジンの合成源
ビタミンA，D，Eなどの脂溶性ビタミンの媒介
血中脂質調節機能

脂質の代表は中性脂肪である。中性脂肪以外にコレステロールも脂質の一種である。中性脂肪は，グリセリンと脂肪酸が結合したもので，両者は分解されて，吸収される。吸収後，再び合成されて，リンパ管に入る。糖質やアミノ酸が小腸で吸収された後，門脈を通って肝臓に送られるのと異なっている。リンパ管は集まって胸管となり，最終的には静脈に注がれる。グリセリンと脂肪酸は，糖質と同じく，炭素（C），水素（H），酸素（O）から構成されるが，水素と酸素の割合は1：2ではないので，炭水化物とは呼ばれない。

脂肪酸には多くの種類があり，多くは体内で合成することができるが，できないものもある。これを必須脂肪酸といい，食物から必ず摂取しなければならない。必須脂肪酸にはリノール酸，α-リノレン酸，アラキドン酸などがある。これらは，不足すると，①皮膚の異常，②組織再生力の減退，③病気感染に対する感受性の低下をきたす。次の表は必須脂肪酸が含まれる食品を示したものである。

表10-4 必須脂肪酸を含む食品（大国，1991）

リノール酸	サフラワー油，くるみ油，ひまわり油，綿実油，トウモロコシ油，大豆油
α-リノレン酸	なたね油，からし油，大豆油
アラキドン酸	わさび，さざえ，とこぶし，ばい貝

また，脂肪酸の中で炭素と炭素が2本の腕で結ばれているものがある。これを不飽和脂肪酸という。これに対して，1本の腕で結ばれているものを飽和脂肪酸という。必須脂肪酸は全て不飽和脂肪酸である。不飽和脂肪酸は植物の脂質に含まれ，動脈硬化を予防するといわれている。逆に，飽和脂肪酸は動物の脂質に含まれ，動脈硬化を促進する。また，コレステロールも動脈硬化を促進する。また，最近注目されているのがEPA（エイコサペンタエン酸）やDHA（ドコサヘキサエン酸）で，血小板凝集能を低下させ，血中トリグリセリドを抑える働きがあり，動脈硬化や血栓性疾患を減少させる。これらは，いわし，あじ，さばなどの青魚に多く含まれている。

表10-5 脂質の分類 （戎，2000）

脂質	中性脂肪	脂肪酸	飽和脂肪酸	
			不飽和脂肪酸	必須脂肪酸が含まれる
		グリセリン		
	コレステロール			

脂肪酸やコレステロールの分解・合成は主に肝臓で行われ，コレステロールを多く摂取すると血中コレステロールも増加する。余分な脂質は中性脂肪として脂肪細胞に貯蔵され，必要に応じて血中に放出され，エネルギー源となる。また，脂肪がなくても，糖質の分解で生じたアセチルCoAから脂肪酸が合成できるので，糖質の多い食事をとっていると体脂肪量が増加する。現代の食生活では，一般に脂質は過剰に摂取されている。成人では，摂取される全エネルギーに対して望ましい脂質の摂取率は20〜25％といわれている。また，この比率は年齢で異なり，成長期の方が高い。

表10-6 望ましい脂質の摂取率（全エネルギーに対して）（大国，1991）

20歳以降	20〜25％
1〜20歳	25〜30％
6ヶ月〜1年未満	30〜40％
0歳児前半	45％
妊娠・授乳期	25〜30％

10.1.4 蛋白質

アミノ酸が結合したものを蛋白質という。蛋白質はアミノ酸が50〜100個程度結合した，比較的大きな分子で，自由に血管を行き来できない。アミノ酸は炭素（C），水素（H），酸素（O）以外に，窒素（N）を含み，種類は20種類程度あるといわれている。したがって，組み合わせや順番によって無限の種類のアミノ酸ができる。この配列を規定しているのが遺伝子である。蛋白質の合成は，肝臓で行われ，脂質同様，体内で合成できない蛋白質もある。これを必須アミノ酸という。必須アミノ酸は，①リジン，②ロイシン，③イソロイシン，④バリン，⑤スレオリン，⑥メチオニン，⑦フェニルアラニン，⑧トリプトファンの8種類である。また，蛋白質ほど大きくなく，50個以下のアミノ酸からできているものをポリペプチド，さらに少ないアミノ酸の結合をペプチドという。

摂取された蛋白質は，胃ではペプシンと塩酸により，そして十二指腸では膵液中のトリプシンやキモトリプシンによりポリペプチドまで分解され，小腸ではペプチダーゼで最終的にアミノ酸にまで分解される。そして，小腸壁から吸収され，門脈を経て，肝臓まで送られる。

蛋白質は，生体を構成する原形質の主成分で，筋肉，内臓，血液，骨格，皮膚などの組織を作っている。また，酵素，ホルモン，免疫抗体などの生理機能を維持，調節する物質も作っている。さらに，糖質や脂質同様に，エネルギー源ともなる。ただし，窒素（N）は完全には酸

化されないので燃えかすとしてアンモニアができる。アンモニアは有害であるが，肝臓で尿素に作りかえられ，尿として体外に排泄される。したがって，エネルギー源としては糖質や脂質よりは，燃焼効率はよくない。他に，蛋白質は，身体の構成成分であり，代謝の際には酵素ともなる。

表10-7　蛋白質の役目（大国，1991）

| ①エネルギー源 |
| ②身体の構成 |
| ③酵素 |

蛋白質は動物性食品と植物性食品の両方に含まれるが，動物性食品の方が植物性食品よりも体重増加や利用率に優れ，評価が高い。そのため，動物性食品と植物性食品は2：3の割合で摂取する方がいいといわれている。また，年齢別蛋白質所要量を次の表に示した。身体を構成し，成長させる時期は多くの蛋白質が必要で，妊娠中も胎児の分の蛋白質が必要である。

表10-8　年齢別蛋白質所要量（大国，1991）

2ヶ月までの乳児	3.3g/kg/日
2～5ヶ月の乳児	2.5g/kg/日
離乳期の乳児	3.0g/kg/日
1歳児	2.9g/kg/日
成人	1.08g/kg/日
妊娠前期	10g/kg/日
妊娠後期	20g/kg/日
授乳期	20g/kg/日

10.1.5　ビタミン

ビタミンは体内の化学反応，つまり酵素反応を手助けするので，不足するとそのビタミンが関与する酵素反応ができず，それに伴う症状（欠乏症）が出る。ビタミンは体内で合成されないので，食物から摂取しなければならないが，ビタミンは熱，酸素，光で分解してしまうので，調理する時は注意が必要である。また，ビタミンの名称には整合性がなく，それぞれの名称には関連性がない。いろいろなビタミンについて，それが多く含まれる食品とその欠乏症を次の表にまとめた。

表10-9　ビタミンとそれが含まれる食品・その欠乏症（田中，1993）

ビタミン	主な食品	欠乏症
A	レバー・ニンジン	夜盲症・角膜炎
B_1	酵母・胚芽	脚気・神経炎
B_2	酵母・緑色野菜	舌炎
B_6	麦・レバー	皮膚炎
B_{12}	レバー	貧血
ニコチン酸	穀類・レバー	皮膚炎・舌炎・下痢
葉酸	酵母・レバー	貧血
C	緑色野菜・果実	出血
D	レバー・卵黄	くる病
E	胚芽・卵黄	ラットでは不妊症
K	緑色野菜	出血

10.1.6 無機塩類

　無機塩類はミネラルとも呼ばれ，骨，歯，筋肉，内臓，血液，ホルモンなど体構成成分になる以外にも，体液の浸透圧やpHの調整を行い，心拍を正常に保つなどの働きがある。体内に，カルシウム，リン，カリウム，イオウ，ナトリウム，塩素，マグネシウム，鉄は比較的多く存在するが，銅，マンガン，ヨウ素，コバルト，亜鉛，セレンは微量にしか含まれていない。

表10-10　無機塩類の役割　(大国, 1991)

①体構成成分
②体液の浸透圧やpHの調整
③心拍を正常に保つ

　カルシウムのほとんどが骨にあり，1％は血液や筋肉にある。これが不足すると①けいれん，②血液の凝固が悪くなる，③心臓の作用が不調，④筋肉の収縮がうまくいかなくなるなどの症状がおこる。カルシウムの摂取量は所要量に対して大きく不足しており，加齢に伴いカルシウムの吸収率も減り，老人では骨粗鬆症となる場合もある。また，ビタミンDや蛋白質は吸収を促す反面，糖，小麦のフィチン酸，ほうれん草の蓚酸，食物繊維などは逆に吸収を阻害する。

　鉄は，ヘモグロビン，ミオグロビン，含鉄酵素の主成分となる。獣肉，肝臓，卵，魚などの動物性食品，緑黄色野菜に含まれるが，一般に不足している。鉄の吸収を高めるには，ビタミンC，蛋白質を同時にとるとよいが，逆に，茶のタンニン酸，卵黄のホスビチン，穀類のフィチン酸は鉄の吸収を妨害する。

　ナトリウムは，細胞内のカリウムとともに体液の恒常性維持（ナトリウムポンプ）をする。一般に，過剰に摂取しているが，過度の摂取は高血圧の原因となる。1日の摂取量は10g以下におさえなければならない。逆に，カリウムは摂取不足だと高血圧の原因となる。一般に不足がちで1日に2〜4g必要とされている。

　マグネシウムは骨や筋肉に含まれ，生体内の酵素活性の触媒として働いている。一般に不足がちだが，慢性的に不足すると，虚血性心疾患の原因となる。種実類，豆類，海草類に含まれ，目標摂取量は300mgである。

10.1.7　食物繊維

　ヒトの消化酵素で分解・吸収されない植物細胞壁のセルロース類，貯蔵糖類のでんぷん，海草，エビやカニの殻に含まれるキチン，フカヒレのコラーゲンなどは長年栄養素としては扱われなかったが，非感染性の生活習慣病の予防や治療によいことがわかり，近年注目されている。これらは食物繊維と呼ばれている。食物繊維は，①水分を吸収し，②有機物を吸着し，③イオンを交換し，④ゲルを形成することから，効果として，①血中コレステロールの低下，②HDLの増加作用，③血糖改善作用，④インスリン節約作用，⑤肥満の予防，⑥大腸ガンの予防，⑦糞便の排出の促進，⑧高血圧の予防などが期待できる。

表10-11　食物繊維の効能　(大国, 1991)

①血中コレステロールの低下
②HDLの増加作用
③血糖改善作用
④インスリン節約作用
⑤肥満の予防
⑥大腸ガンの予防
⑦糞便の排出の促進
⑧高血圧の予防

10.2 エネルギー代謝

10.2.1 エネルギー産生

筋肉の収縮に必要なエネルギーはアデノシン三燐酸（ATP）がアデノシン二燐酸（ADP）に分解される時に発生する。ただし、すぐ枯渇するので、それを補う（ATPの再合成のための）エネルギー発生機構が必要となる。

まず、クレアチン燐酸がクレアチンと燐酸に分解する際に発生するエネルギーをATPの再合成に使う機構がある。これは酸素を必要としないが、10秒前後でエネルギーは枯渇してしまう。これを、乳酸を産生しないで行われるので、「非乳酸性エネルギー発生機構」という。次は、「乳酸性エネルギー発生機構」と呼ばれるもので、筋中のグリコーゲンが焦性ブドウ酸（ピルビン酸）を経て、乳酸に変化する際に発生するエネルギーを用いる。ただし、乳酸がある程度蓄積されるとATPの再合成は抑制され、約33秒でエネルギーは枯渇する。これは解糖系とも呼ばれ、無酸素な状態で行われる。したがって、無酸素な状態で筋肉を収縮し続けられるのは、約40秒程度ということになる。

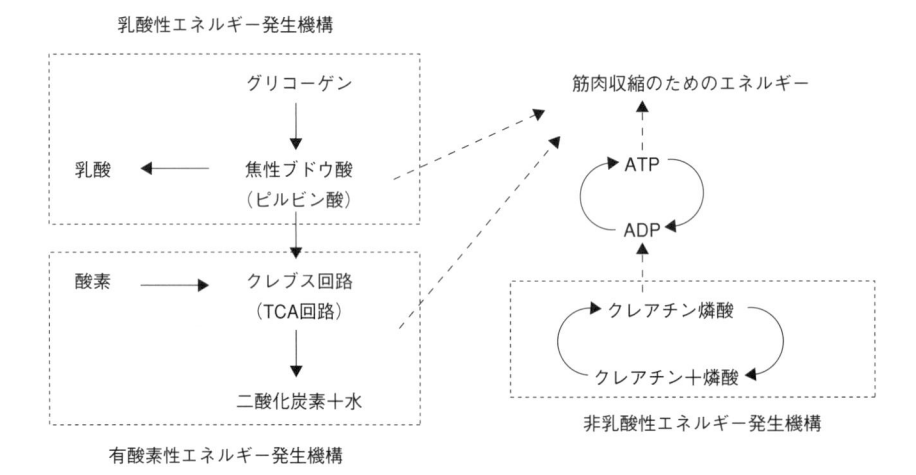

図10-1 いろいろなエネルギー発生機構 (宮下, 1986)

それ以上の長い時間筋肉を収縮し続けるには、酸素を使って、基質（炭水化物、脂肪、蛋白質）を分解するエネルギー発生機構を利用している。これは、酸素や基質が十分なら長時間の運動に耐えられ、乳酸を焦性ブドウ酸（ピルビン酸）を経て、酸素とともにクレブス回路（TCA回路、クエン酸回路）に組み込み、二酸化炭素と水までに分解する。このエネルギーは酸素を必要とするので、「有酸素性エネルギー発生機構」という。

10.2.2 物質代謝

このように、糖質はグリコーゲンが無酸素性のエネルギー発生機構（解糖系）を経て、クレブス回路に入り、完全に二酸化炭素と水に分解され、1gあたり4kcalのエネルギーを発生する。脂質はケトン体を作りながら酸化され、1gあたり9kcalのエネルギーを発生する。この酸化をβ酸化という。アミノ酸は完全には酸化されず、アンモニアを副産物として作りながら、1gあたり4kcalのエネルギーを産生する。つまり、これらはいずれも最終的には共通経路を通って、クレブス回路（TCA回路・クエン酸回路）に入る。したがって、これらはこの経路を逆に遡って、お互いに別のものになれる。例えば、糖質は脂質にも、蛋白質にもなれる。加えて、熱

効率という観点からは，脂質が最も優れており，貯蔵に適しているので，たくさんお米を食べても，身体の中では脂肪という形で貯蔵されることになる。

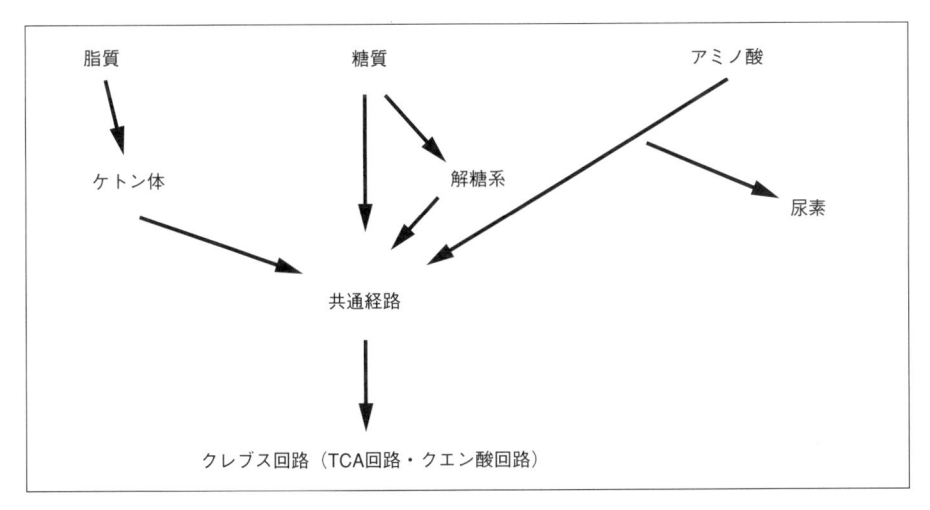

図10-2　脂質，糖質，アミノ酸も共通経路を通ってクレブス回路へ入る（田中, 1993）

10.3　食物と食生活

10.3.1　小児成人病と食生活の問題点

　戦後間もない時代と異なり，現在は十分な栄養がとれないというようなことはない。かえって，豊かな経済状態を反映し，過食の傾向にある。その反面，移動手段などが機械化されたり，テレビやテレビゲームなど室内の遊びが多くなったり，学校以外でも塾に通ったりして，運動する時間そのものが減り，運動不足の状態にあるといえる。また，食生活が洋風化され，脂肪の摂取量が増加している。このような環境のため，従来は大人の病気であった生活習慣病（成人病）が子供たちまで及び，多くの子供が高脂血症，糖尿病，高血圧になっている。肥満はこれら生活習慣病の発症の原因になる。このように，子供の生活習慣病（成人病）を「小児成人病」と呼ぶ（大国, 1991）。

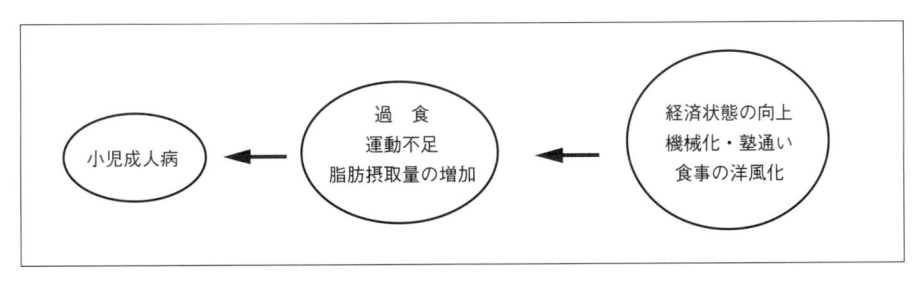

図10-3　小児成人病の原因

　このような状況は生活習慣，特に食習慣の影響が大きい。また，この時期に培われた習慣は成人に至るまで持続されるのが普通であり，この時期に正しい食習慣を養っておくことは重要である。
　生活習慣病にならないようにするには，様々な種類の食品を食べることが望ましく，具体的には1日30種類といわれている。そして，高血圧にならないように，塩辛い味付けをひかえ，塩分の摂取を1日10g以下にする。また，脂肪とコレステロールの摂取量を少なくし，お菓子

などの甘いものをひかえるようにする。脂肪は，動物性脂肪，植物油，魚油などのバランスを考え，緑黄色野菜や食物繊維をとるようにする（大国, 1991）。

表10-12 成人病にならない食習慣

> 1) 様々な種類の食品を食べる。望ましいのは1日30種類。
> 2) 塩の摂取をひかえて，1日10g以下にする。
> 3) 脂肪とコレステロールの摂取をひかえる。
> 4) 脂肪は，動物性脂肪，植物油，魚油をバランスよく，とる。
> 5) 野菜，特に緑黄色野菜をとる。
> 6) 野菜や海草などから食物繊維をとる。
> 7) カルシュウムをとる。
> 8) 甘いものをひかえる。

具体的には，学童期の1日の所要エネルギーは

$$1000 + (年齢 - 1) \times 100 \quad (\text{kcal})$$

が望ましいといわれている。摂取エネルギーの栄養素別配分は糖質50％，蛋白質20％，脂質30％がよいとされ，3食別の摂取エネルギー配分は朝昼晩ともにほぼ均等にし，間食や夜食の摂取エネルギーは総エネルギーの10〜15％が望ましい（大国, 1991）。

糖質 (50％)	蛋白質 (20％)	脂質 (30％)

図10-4 望ましい摂取エネルギーの栄養素別配分

それに対して，現代の子供の食事では，
1) 朝食を食べない子が多い。
2) 間食や夜食が多い。
3) 偏食が多い。
4) 糖分や脂質が多い。
5) 食塩のとりすぎ。
6) インスタント食品やスナック食品をよく食べる。
7) 食物繊維が不足している。
8) カルシュウムが不足している。
9) 獣肉（豚，牛，鶏など）が多く，魚が少ない。

という傾向がある。特に，肥満児には，大食い，早食いで，脂っこいものや甘いもの，肉類やジュース類が好きで，反対に野菜が嫌いという特徴がある（大国, 1991）。

10.3.2 肥満児と食生活

社会経済状況の好転とともに，特に高度成長時代以来，子どもの肥満（肥満児）が増加し，子どもの高脂血症が増えてきている。戦後，栄養状況は好転し，体位は向上した。しかし，好転しすぎて逆に問題になっている。肥満児の増加した原因としては，①食生活の洋風化に伴う脂肪摂取量の増加，②高学歴社会指向のため塾通いが多くなったり，運動する場所の減少などによる運動不足，③豊かな経済環境のもとで，豊富な食事量による過食傾向，④夜型生活や甘やかしによる間食や夜食の増加などがあげられる。

表 10-13　肥満児の増えた理由（戎, 2000）

①脂肪の摂取量の増加	食生活の洋風化
②運動不足	高学歴社会指向のため塾通いが多くなった
③過食傾向	豊かな経済環境
④間食や夜食の増加	夜型生活や、甘やかしにより子どもを規制できない

　親は，乳児期の離乳食ほどに，幼児の食事に心配りはしないのがふつうで，例えば，「塩辛い物を好む」「脂肪の多い物を好む」などの食生活の好みや生活習慣は，特に注意しなければ，そのまま，幼児期に「刷り込まれる」ことなり，成人した後も継続されてしまう。したがって，早く成人病になる悪い生活習慣，特に食事習慣の刷り込みは幼児期から小学校低学年の時期になされるので，この時期の食事指導は重要である。

　肥満児に共通した食生活の特徴としては，①大食い，②早食い，③脂っこいものが好き，④甘いものが好き，⑤肉類が好き，⑥ジュースや炭酸飲料が好き，⑦野菜が嫌い，があげられる。それとは別に，一般に，現代の小児の食事の問題点としては，①朝食のとり方が悪い，②間食や夜食が多い，③偏食が多い，④糖分や脂質が多い，⑤食塩のとり過ぎ，⑥インスタント食品やスナック菓子が多い，⑦食物繊維が不足，⑧カルシュウムが不足，⑨獣肉や鶏肉が多く，魚類が少ない，などがあげられる。食塩のとり過ぎは高血圧の原因となり，また，食塩のとり過ぎと低蛋白食は胃ガンの原因となるといわれている。また，大腸ガンは食物繊維の不足が原因と考えられている。

表 10-14　肥満児の食事の特徴（大国, 1991）

1) 大食いである
2) 早食いである
3) 肉類など脂っこいものが好き
4) お菓子など甘いものが好き
5) ジュースなどの清涼飲料水が好き
6) 野菜が嫌い

表 10-15　現代の小児の食事の問題点（大国, 1991）

現代の小児の食事の問題点
①朝食のとり方が悪い
②間食や夜食が多い
③偏食が多い
④糖分や脂質が多い
⑤食塩のとり過ぎ
⑥インスタント食品やスナック菓子が多い
⑦食物繊維が不足
⑧カルシュウムが不足
⑨獣肉や鶏肉が多く，魚類が少ない

10.3.3　朝食抜き

　中学生や高校生の中で朝食を食べない者が多くなってきている。その割合は男子よりも女子に多く，女子大生はさらに多くなっている（戎, 2000）。朝食を抜く理由としては，①夜更かしのため朝寝坊して食べる時間がない，②夜食をたくさん食べるので，翌朝は食欲不振で食べられない，③ダイエットのため，が考えられる。子どもの場合，夜更かしの原因は，テレビゲームやテレビ，そして学習塾などがある。幼稚園や小学校では，親の寝坊で朝食が間に合わないという場合もある。

　朝食を抜くと，その分，午前中の血糖値が低下し，それに伴うエネルギー不足による①体力

低下，②眠気，③あくび，④倦怠感，⑤計算力の低下，⑥記憶力の減退が起こり，学校での十分な活動ができない。また，昼にはおなかがすくので，昼食がドカ食いになって，逆に肥満するという逆の効果もある。

表10-16　朝食を抜いた場合の悪影響 (戎, 2000)

朝食を抜いた場合の悪影響
①血糖値の低下（エネルギー不足）による体力低下，眠気，あくび，倦怠感，計算力の低下，記憶力の減退
②昼食がドカ食いになって，逆に肥満する
③副交感神経から交感神経への切り替えが悪く，ボーッとしていて交通事故やけがの危険

10.3.4　偏食

最近は食事内容が欧米化され，肉類，ハンバーグなど脂っこい食事が好まれ，それに対して，魚や野菜類を食べない子どもが多くなっている。偏食には，「好きなものばかりを食べる偏食」と「嫌いなものを食べない偏食」がある。どちらにしても，偏食によって摂取栄養素が偏るのは事実である。特に，問題なのは，①ビタミン不足と②カルシュウム不足である。

10.3.5　現代の子どもの食生態

食べる内容のみならず，その食べ方，つまり，食生態の問題も存在する。食事の時に，本来あるべき食欲を示さない子どもが多くなっている。これは，夜更かしなどで多くの夜食を食べており，朝までに食欲が出なかったり，多くの間食を食べてしまい，昼食や夕食時に食欲が出ないのが原因である。そして，子どもが夕食を一人で食べる家庭が多くなっている。これは「孤食（こ食）」と呼ばれ，共働きで両親とも夕食までに帰宅しないなどが主な原因である。

また，本来，食事は主食，主菜，副菜などから構成されるべきで，これらにより多様な栄養素がバランスよくとれる。しかし，最近では，丼物や一皿ものが多く，これが原因で栄養素の偏り，脂肪などエネルギーの過剰摂取になっている。加えて，子どもが調理の場に参加することが少なくなり，間食の量が増え，食事と間食の垣根がなくなっているのも特徴である。

表10-17　現代の子どもの食生態の特徴 (大国, 1991)

現代の子どもの食生態の特徴
①一人食べ
②食欲がない
③丼物や一皿もの
④作ることへの参加が少ない
⑤食事と間食の垣根がなくなった

10.3.6　健康づくりのための食生活

生活習慣病などを予防するためには，食事はできるだけ栄養のバランスがとれるように多種類の食品をとることが望ましく，主食，主菜，副菜を揃えて，30食品をとることが望ましいといわれている。量は食べ過ぎないように注意しながら，運動とのバランスを考えるようにする。そして，脂肪は動物性より植物性をとるようにし，全体量もとり過ぎないようにすべきである。また，高血圧予防のために1日10g以上の食塩をとらないように注意すべきである。

そして，食事もただ単に栄養をとる行為としてではなく，食事の場を家族のふれあいの場として，家族のコミュニケーションを促進する場としても活用することが大切である。食事は楽しくなければならない。

表 10-18　健康的な食生活の条件　(大国, 1991)

① 1日30食品以上をとる
② 食べ過ぎに注意
③ 脂肪は動物性より植物性をとり、全体量としてはとり過ぎないように
④ 食塩を1日10g以下に
⑤ 食卓を家族ふれあいの場に

10.3.7　食品の分類と各栄養素を含む食品

　栄養素について述べてきたが、実際には栄養素は食品という形でわれわれの目の前に現存している。したがって、「蛋白質を食べる」「ビタミンAをとる」とは、「蛋白質を豊富に含む食品を食べる」「ビタミンAを含む食品を食べる」ということに他ならない。したがって、どの食品がどのような意味を持ち、どのような栄養を含んでいるのかを知っていることは重要である。

　食品の分類は、日本食品標準成分表による分類と厚生労働省国民栄養調査による食品分類では、若干の違いがある。次の表は両者の対応を示している。

表 10-19　四訂日本食品標準成分表と厚生労働省国民栄養調査による食品分類の比較　(大国, 1991)

四訂日本食品標準成分表	厚生労働省国民栄養調査
①穀物	①穀物
②いもおよびでんぷん類	③いも類
③砂糖および甘味類	④砂糖類
④菓子類	⑤菓子類
⑤油脂類	⑥油脂類
⑥種実類	
⑦豆類	⑦豆類
⑧魚介類	⑭魚介類
⑨獣鳥鯨肉類	⑮肉類
⑩卵類	⑯卵類
⑪乳類	⑰乳類
⑫野菜類	⑨緑黄色野菜類
	⑩その他の野菜類
⑬果実類	⑧果実類
⑭きのこ類	⑪きのこ類
⑮藻類	⑫海草類
⑯し好飲料類	⑬調味し好飲料
⑰調味料および香辛料類	
⑱調理加工食品類	
	⑱その他の食品

　また、次の表は、食品の種別、栄養素、働き、その含有栄養素の例を示したものである。

表10-20 食品の種別，栄養素，働き，その含有食品 (大国, 1991)

食品の種別	栄養素	副栄養素	働き	食品の例
魚	蛋白質	脂肪，ビタミンA$_1$，B$_1$，B$_2$，カルシュウム，鉄など	骨や筋肉などを作り，エネルギー源となる	魚，貝，いか，たこ，かに，かまぼこ，ちくわなど
肉				牛肉，豚肉，鶏肉，ハム，ソーセージなど
卵				鶏卵，うずら卵など
大豆				大豆，豆腐，納豆，生揚げ，がんもどきなど
牛乳・乳製品	カルシュウム	蛋白質，ミネラル，ビタミンB$_2$	骨・歯を作る，身体の各機能を調節	牛乳，スキムミルク，チーズ，ヨーグルトなど
骨ごと食べられる魚				めざし，わかさぎ，しらす干しなど
緑黄色野菜	ビタミンA(カロチン)	ビタミンC，B$_2$，ミネラル	皮膚や粘膜の保護，身体の各機能を調節	にんじん，ほうれん草，小松菜，カボチャなど
その他の野菜	ビタミンC	ミネラル，ビタミンB$_1$，B$_2$	身体の各機能を調節	大根，白菜，キャベツ，きゅうり，トマトなど
果物				みかん，りんご，なし，ぶどう，いちごなど
米	糖質	ビタミンB$_1$，C	エネルギー源，身体の各機能を調節	飯など
パン				パンなど
めん				うどん，そば，スパゲッティなど
いも				さつまいも，じゃがいも，さといもなど
油脂	脂肪	ビタミンA，D，E	エネルギー源	天ぷら油，サラダ油，ラード，バター，マーガリンなど

11章
身体発達に影響する要因と問題

11.1 身体発達に影響する要因

　人間の発育発達には様々な要因が関与する。それらの要因は大きく，各自の努力ではどうしようもない先天的要因と，出生後の後天的要因に分けられる。

11.1.1 先天的要因

　人間の発育発達は遺伝子によって出生前に決まっており，本人の意思や努力ではどうしようもない部分がある。

　第1には「性」がある。性は遺伝子の性染色体により決定されるので，その性染色体に付随した特性が男女の性差を発現させる。また，性ホルモンが思春期以降に分泌され，その影響を受ける。男性ホルモン（テストステロン）は筋肉や骨格を増強させ，反対に女性ホルモン（エストロゲン）は皮下脂肪を増加させる。結果として，男子は肩幅が広く，角張った体つきになり，女子は丸みを帯びた女性らしい体型になる。

　形態面では，身長や体重ともに男子が女子を上回る。しかし，思春期を含む一時期のみ女子が男子を上回る交差現象が起こる。これは思春期スパートのピーク年齢が男子より早いためである。しかし，その交差現象が起きている時期でも，機能的には男子の方が女子よりも優れている。

　第2には「親」の影響である。遺伝子は両親から受け継ぐので当然両親の特性を引き継ぐことになる。比較的，身長は体重よりも遺伝の影響が大きいといわれ，親子の身長の相関係数は0.51といわれている（森田，1989）。つまり，背の高い親の子は背が高くなる傾向があり，反対に背の低い親の子は背が低くなる傾向があることになる。身長のみならず，スポーツや芸術に秀でた両親の子どもが同じ分野で活躍している姿はよく目にすることである。しかし，親子の特性に高い相関係数が得られたとしても必ずしも遺伝と断言することはできない。同じ家で生活している関係から，当然，住居，生活習慣，食事内容なども同じようになり，それらの影響かもしれない。そのような影響を取り除いて遺伝の影響力を確かめるために，一卵性双生児と二卵性双生児の身長の相関係数を比較することが行われる。一卵性双生児とは，1個の受精卵が何らかの原因で2つの胚になったもので，遺伝子は完全に同じものである。また，二卵性双生児は，2個の卵が別々の2個の精子と受精したもので，遺伝子は兄弟程度の類似性を示し，同じではない。研究結果では，一卵性双生児の場合の身長の相関係数は0.91で，二卵性双生児の場合は0.58であった。

表11-1　一卵性双生児と二卵性双生児の身長の相関係数（森田，1989）

身長の相関係数	
一卵性双生児	二卵性双生児
0.91	0.58

さらに，人種差もこの要因にあげられる。体型的には，アジア系の人種は，ヨーロッパやアフリカ系の人種と比較して，胴の長さのわりには脚の長さが短く，いわゆる「胴長短足」である。また，機能面でも，100m走やバスケットボールで優秀な黒人選手が多いことからも，他の人種よりも黒人が瞬発力に優れていることがうかがわれる。

11.1.2　出生前の環境

　出生前の環境とは，胎児として母親の胎内にいる環境のことである。母体は胎児と直結した環境を作り出しており，重要な役割をはたす。

　母体自身が栄養不足であると，胎児にも影響する。そして，感染症，薬剤（サリドマイドなど），放射線，タバコやアルコール飲用も重大な影響を及ぼし，奇形や知能低下などの原因となる。

　また，母体の年齢が若すぎたり，高齢だったりすると胎児の死亡率が高いことも報告されており，ダウン症の発生率も高い。妊娠期間が短い早産も危険である。また，出生順位も関連がみられ，第1子よりも後から生まれた兄弟の方が体格が大きい傾向がある（Malina et al., 1991）。

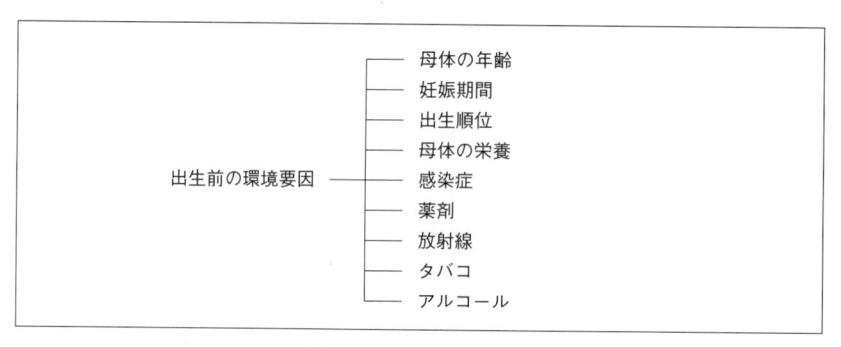

```
出生前の環境要因 ── 母体の年齢
                ── 妊娠期間
                ── 出生順位
                ── 母体の栄養
                ── 感染症
                ── 薬剤
                ── 放射線
                ── タバコ
                ── アルコール
```

図11-1　出生前の環境要因

11.1.3　後天的要因

　後天的にも様々な要因が関与すると考えられる。

　人間の発育発達に大きく関与する要因としては栄養や疾病があげられる。幼児期の栄養不足はその後の発育を停滞させる。特に，思春期の栄養不足は思春期スパートの発現時期を遅らせる。同様に，重大な疾病も発育に大きな影響を与える。しかし，一時的な栄養不足や疾病による発育不全は，栄養状態や健康状態が改善されると，急激な発育により本来の発育パターンに戻ることが知られている。これをcatch-up growth（追いつき現象）という。そして，運動も重要である。「筋肉は使わないと衰え，適当な運動により発育する。しかし，過度に使いすぎるとかえって衰える」というルーの法則がある。まさに，スポーツ選手が毎日激しいトレーニングを重ねる理由はここにあるといえる。近代化されて現代社会は人々から運動する機会を奪い，体格に見合った体力が備わらないという問題に発展している。また，精神的側面も関係している。乳幼児期では栄養が十分であっても，楽しくない（精神的ストレスが多い）環境では，そうでない環境で育った子よりも発育が悪いことがある。

　そして，季節（気候）や住居の地域差も形態の発育に関与することが知られている。1年の中でも身長など長育は春に発育が著しく，体重など量育は秋に増加量が多い。したがって，個人的な傾向としては，春はほっそりし，秋にはがっしりした体型になる。そして，生活している地域が都市部と農魚村部では，都市部の方が身長，体重ともに優れていることが報告されている。

また，社会経済的条件や戦争も影響する。上層階級と下層階級の子どもでは上層階級の子の方が，体格が優れ，性成熟も早い。また，戦時中に発育期を過ごした子どもはその後の発育がかなり制限される。これらは家庭の収入や戦争という状態が，栄養，医療，衛生面，文化的状態，心理的状態などに影響し，その影響が直接的に人間の発育発達に反映してしまうからであろう。

以上のように，人間の発育発達に影響を及ぼす要因は単独で作用すると考えるのは難しく，お互いに関連し合って，総合的な作用をすると考える方が妥当であろう。例えば，幼児期の食事，運動機会，運動遊び，生活習慣などは幼児本人が自ら，判断実行するわけでなく，両親，特に母親の制限を受ける。したがって，それらは最終的には母親の「養育態度」ともいえる要因の影響を直接受けていることになる。母親の養育態度は，母親のスポーツ経験，家庭の経済状況，家族数などを総合的に反映している。

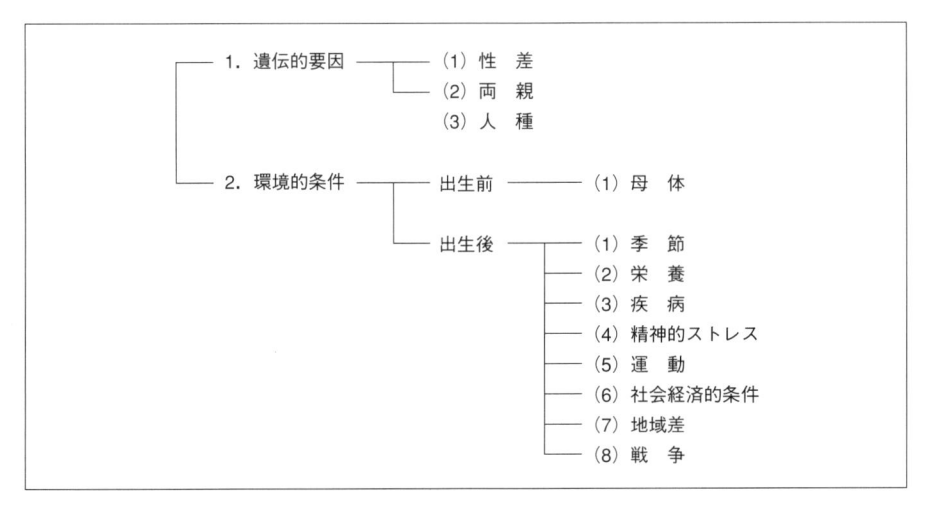

```
1. 遺伝的要因 ─┬─ (1) 性 差
              ├─ (2) 両 親
              └─ (3) 人 種

2. 環境的条件 ─┬─ 出生前 ─── (1) 母 体
              └─ 出生後 ─┬─ (1) 季 節
                        ├─ (2) 栄 養
                        ├─ (3) 疾 病
                        ├─ (4) 精神的ストレス
                        ├─ (5) 運 動
                        ├─ (6) 社会経済的条件
                        ├─ (7) 地域差
                        └─ (8) 戦 争
```

図11-2　身体発達に影響する要因と条件

また，大山ら（1983）は発育発達に関与する条件変数を，さらに詳細に次のようにまとめている。

表11-2　大山ら（1983）による「発育発達に関与する条件変数」

第1分類	第2分類	第3分類
先天的	遺伝	遺伝因子，内分泌，民族，両親の体格との類似性
後天的	自然環境	地域，気候，風土，季節
	社会経済的環境	職業，経済，戦争，時代
	家庭環境	兄弟姉妹数，両親の年齢，学歴，共働きの有無，家族数
	出生前後の環境	在胎期間，出生児の両親の年齢，出生児の身長体重，出生順位，授乳時の栄養，分娩状況
	生育環境	遊び場の有無，遊びの形態，運動への志向性，運動時間，睡眠時間，病欠日数，休息，歩行の時間
	生活・生理的年齢	月齢，学年齢，骨年齢，歯牙年齢
	栄養摂取関係	給食の摂取程度，偏食の程度，牛乳飲用の程度，肉食の程度，5大栄養素の摂取程度
	精神・心理関係	情緒，性格，感覚，感受性，道徳性，社会性

11.2　子どもの生活と健康上の諸問題

現代社会の進歩，変化は，子どもの生活基盤である家庭環境や地域社会も変えている。高橋

（1992）は現代社会の変化を，経済の発展，産業構造の変化，機械文明，都市化，高学歴社会，情報化社会というキーワードでまとめている。高学歴が要求され，異常ともいえる進学競争，それが原因となる早期教育論が親達の意識の中心を占めるようになり，結果として，子どもの生活時間の中にも塾や各種教室へ通う時間が多くなる。そして，情報化，機械化の波は子どもの遊びの形態も変え，身体を動かす遊びから，室内でのテレビやファミコンが多くなった。また，経済の発展は日本国民全員を中産階級に変え，移動手段としては車が当然になり，高層ビルが立ち並ぶようになればなるほど子どもの遊び空間は失われていった。飽食の時代とも呼ばれ，インスタント食品やコンビニが普及し，食事に関して何不自由なく暮らせるようになった。これらの子どもを取り巻く環境の変化は，子どもに対して，運動不足，過食，偏食を強いる結果となった。これらが直接の原因となり，発育発達上の問題を引き起こしている。

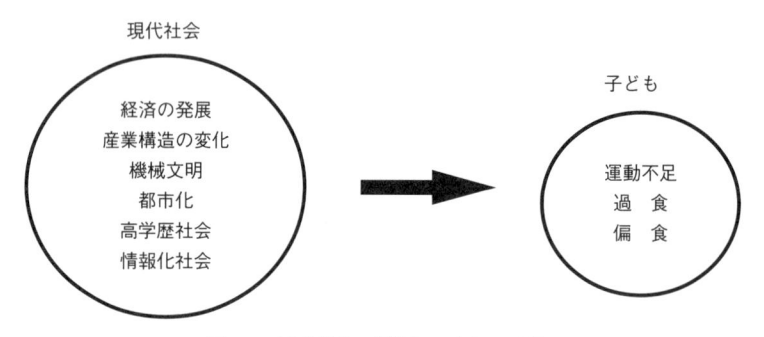

図11-3　現代社会の特徴と子どもへの影響

　子どもの発育発達上の問題として，特に現在指摘されているのは，肥満，骨折の増加，背筋力の低下，起立性調節障害があげられる。
　幼児期の発育については間食・偏食が栄養指導の面からみて重要であるが，過食の習慣についても考えねばならない。乳幼児期に太り始めたものは，一般人と比較して脂肪細胞が著しく多く，将来の肥満をいっそう助長している。また，肥満児の中で特に指導が必要な子は，運動能力が正常でない者，糖質食物偏食の者，消極的な性格の者である。
　また，骨折の原因としては偏食や運動不足による骨密度の低下が考えられる。背筋力の低下や起立性調節障害も全般的な運動不足が原因である（高石ら，1981）。

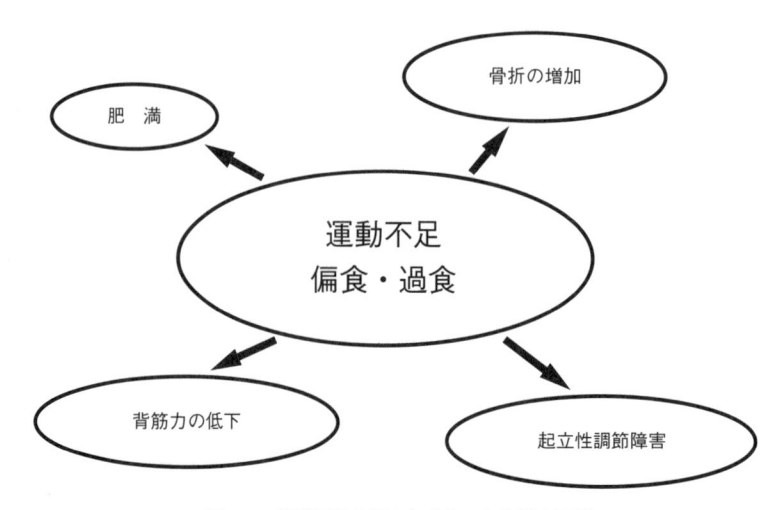

図11-4　運動不足や好ましくない食生活の影響

11.3 スポーツ競技と年齢

11.3.1 競技開始年齢

近年，小学生や中学生対象の全国規模の競技大会が開催され，スポーツ競技の開始年齢の若年化が進んでいる。特に，女子競泳や体操競技等の競技年齢の若年化は顕著である。この現象に対しては，相反する2つの考えがある。1つは「一流選手の輩出には相当な期間が必要であり，その意味からも早い時期から優秀な資質を持った選手を発掘し首尾一貫した指導が必要である」という肯定的な意見（勝部ら，1981；小野，1977；高橋，1984）と，もう1つは「幼少期からすでに目先の勝敗にこだわり，選手が早熟化・早期栽培化になり，かえって将来大きく伸びる可能性を少なくしている」という批判的な意見（浅見，1977，1985；金原，1968）である。この点について猪飼・江橋（1965）は「年齢的にきわめて若いうちにスポーツの上での専門家をつくることが，多くの場合悪い結果を招き，身体がかたよって発達し，また過労となり記録の進歩が遅くなり，さらにその若いスポーツマンが成人になる時スポーツの記録が停止するにいたることが多い」と述べ，後者の立場を支持している。しかしながら，加賀谷（1977）は，種目独自の至適年齢（充実期年齢）があり，競技開始年齢はこの充実期年齢と関連がみられ，

表11-3 スポーツ競技の早期教育に対する賛否 (高石，1977)

賛成	優秀な人材の早期発掘，十分な時間の必要性
反対	将来性の芽を摘む

充実期年齢の早遅が競技開始年齢を左右すると述べており，男女や競技種目の特性が大きく関与しているので，この問題に対する一般的な答えは現在ではない。

また，この問題に関して後者の立場の者（浅見，1977，1985；金原，1968）は，そのスポーツ経験について「幼少期から特定のスポーツのみを専門的に行なうことよりもかえって幼少期には複数のスポーツを経験することが一流選手に成長することにむしろプラスになっている」と付け加えている。この点については第9回アジア大会に出場した日本選手が，1つの種目で通してきた選手は意外と少なく，途中で種目を変わっている選手が多い事実（日本体育協会，1983）を引用している。

11.3.2 充実期年齢

一般に人間の体力のピークは男子では25歳前後，女子では18歳前後でむかえる。しかしながら，スポーツ競技では最も記録が良い，あるいは強い時期は種目によって異なる。この最も高いスポーツ競技成績をあげられる時期を「充実期年齢」という。

この充実期年齢に関して加賀谷（1977）は次のようにまとめている。スポーツ各種目の中で，高度の敏捷性が連続的に発揮される種目の充実期は男子で20代初期，女子で17～20歳に訪れる。筋力・スピードの要求される種目の充実期は男子で20代前期から28歳ごろに，女子で20代初期から中期に現れるが，この中で球技系の特に団体種目は26～28歳という比較的高い年齢の時期にその最盛期がみられる。おそらく，個人の能力と集団の一員としての能力はこの時期最もよく融合されて発揮されるのであろう。持久力を必要とする種目の充実期は男女とも20代の後期に現れる。そして，エネルギー系の体力の必要性が少なく，調整力あるいは技術と心理的要因が競技成績を決定すると考えられる種目の最盛期は男女とも30歳以降に発現する。

表 11-4　種目別充実期年齢 (高石ら, 1977)

種　目	男　子	女　子
高度の敏捷性が連続的に発揮される種目	20代初期	17～20歳
筋力・スピードの要求される種目	20代前期から28歳頃	20代初期から中期
球技系の団体種目	26～28歳	—
持久力を必要とする種目	20代の後期	20代の後期
調整力，技術，心理的要因が競技成績を決定する種目	30歳以降	30歳以降

12章 肥満とダイエット

12.1　肥満の種類

　細胞内に脂肪粒を含んだ細胞を脂肪細胞という。脂肪細胞にはその色から「白色脂肪細胞」と「褐色脂肪細胞」がある。白色脂肪細胞は丸い形状で大きく（25〜150μm），核やミトコンドリアは細胞内の端に追いやられ，不活発でもっぱら脂肪の貯蔵の役目をはたす。褐色脂肪細胞は，数も少なく，小さい（15〜50μm）が，神経や血管なども発達し，脂肪の貯蔵というよりは発熱など活発に活動する。この細胞内の脂肪は貯蔵ではなく，自分の活動のエネルギーとして利用される。

　肥満とは，これら脂肪細胞が一定水準以上になった状態をいい，特に中性脂肪（トリグリセライド）が過剰に蓄積した状態を指す。肥満には，何らかの疾病が原因で起こる症候性肥満（2次肥満）と，特に病的な原因とは無関係な単純性肥満（原発性肥満）がある。しかし，肥満のほとんど（95％）は単純性肥満で，主に生活習慣が原因である。また，中・高齢者に多い肥満は脂肪細胞の肥大（個々の脂肪細胞が大きくなる）によるもので，細胞肥大型肥満と呼ばれる。それに対して，小児期や思春期の肥満は個々の脂肪細胞の肥大ではなく，その数の増加による。一般に，脂肪細胞の数は減らないといわれ，一度数が増えてしまうと，その後も太りやすく，子どもの肥満の80％が大人の肥満に移行するといわれている。このため，子どもの肥満の問題は深刻で，小児期や思春期に予防する必要がある。

　肥満のタイプには性差がみられ，男性は腹部に脂肪が分布する腹部肥満型が多く，女性は臀部や大腿に脂肪が集中する下半身肥満が多い。これらはその形状から，男性型はリンゴ型肥満，女性型は洋梨型肥満と呼ばれている。

　また，脂肪は直接観察可能な皮膚の下層に沈着する場合が多いが，内臓に脂肪が沈着する場合もある。前者は皮下脂肪型肥満，後者は内臓脂肪型肥満，いわゆる，かくれ肥満と呼ばれる。皮下脂肪型肥満は皮脂厚計（キャリパー）などにより測定することが可能であるが，内臓型は超音波やCTスキャンでなければわからない。一般に，定期的に運動する者には内臓型肥満は少ないといわれている。

表12-1　肥満の種類（戎, 2000）

分類の観点	分類名
脂肪細胞の肥大・増殖による	細胞増殖型肥満（脂肪細胞の数が多くなる） 細胞肥大型肥満（脂肪細胞の肥大による）
原因による	単純性肥満（原発性肥満） 症候性肥満（2次肥満）
脂肪の分布部位による	りんご型肥満（腹部肥満＝男性型） 洋梨型肥満（下半身肥満＝女性型）
脂肪の分布層による	皮下脂肪型肥満 内臓脂肪型肥満（かくれ肥満）

12.2 肥満の原因

12.2.1 食事量と運動量のバランス

　基本的に肥満は食物として体内に摂取されたカロリー量と運動などによって体外に放出されるエネルギーとの相対関係で決まる。体内に摂取されたカロリーの方が体外に放出されるエネルギーよりも大であれば，そのエネルギーは脂肪として体内に蓄積される。加えて，その蓄積量が一定の基準以上であれば肥満になる。逆に，放出されるエネルギーの方が体内に摂取されるカロリーよりも大であれば，蓄積された脂肪はエネルギーとして利用され，肥満は解消される。

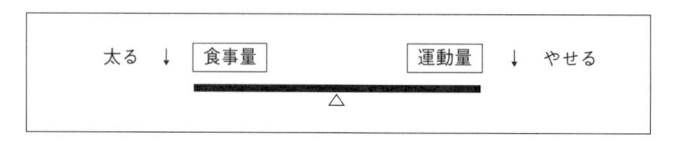

図12-1　「太る」と「やせる」のしくみ（戎, 2000）

　食事量と運動量のバランスが乱れる状況には，①ストレスによる食べ過ぎ，②ドカ食い，③夜食，④早食い，⑤ながら食い，⑥運動不足，⑦基礎代謝量の低下などが考えられ，さらには⑧遺伝の影響も無視できない。

表12-2　肥満の原因（戎, 2000）

食事量と運動量のアンバランス	①ストレスによる食べ過ぎ ②ドカ食い ③夜　　食 ④早　食　い ⑤ながら食い ⑥運動不足 ⑦基礎代謝量の低下
体　　質	⑧遺　伝

12.2.2 ストレスによる食べ過ぎ

　人間の食欲は，視床下部にある満腹中枢と空腹中枢がコントロールしており，血糖値などの刺激を受け，満腹中枢は食欲をなくし，空腹中枢は食欲を増す働きをする。これが，ストレスなどがたまるとコントロールが効かなくなり，食べ過ぎる場合がある。いわゆる「やけ食い」などがこれに相当する。

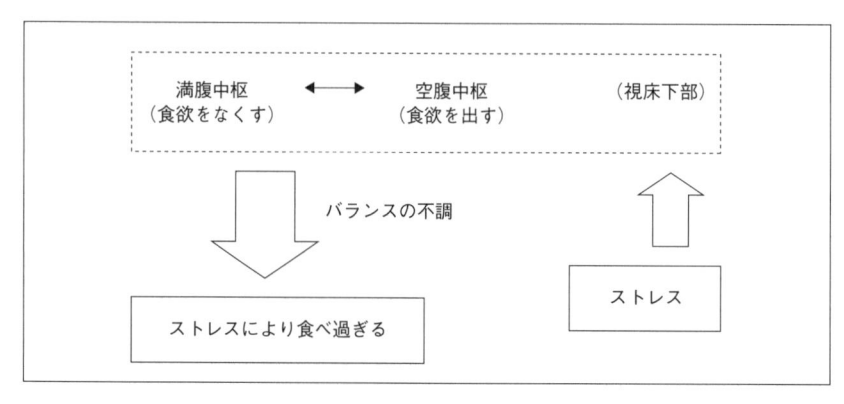

図12-2　やけ食いのしくみ（戎, 2000）

12.2.3 ドカ食い

　食物を摂取すると，膵臓のランゲルハンス島からインシュリンが分泌され，吸収されたエネルギーの中で余剰分を脂肪として組織に沈着させる。しかし，慢性的に食事量が多いと，インシュリンが過剰に分泌されるようになり，逆に，血糖値が下がり，空腹になりやすい状態になる。回数を減らして，一度に大量に食べることを「ドカ食い」という。たとえば，朝食をとらないと昼には空腹になり，昼食を必要以上に大量に食べたりする場合がある。相撲とりは早朝，稽古を行い，朝食をとらず，稽古の後，朝食と昼食を兼ねた食事をまとめてとることにより，体重増加（肥満）を行っている。

　また，食事の時，体が温かくなり，夏などは汗をかくことはよく経験することであるが，これは褐色脂肪細胞が食事時に熱を出すからである。これを「食事誘導性熱産生」という。当然のことながら，食事の回数が減れば，食事誘導性熱産生量も減り，エネルギーを出さなくてすむので余ることになる。そして，この余剰のエネルギーは脂肪として貯蔵され，肥満の原因になる。

12.2.4 夜　　食

　人間の内臓は自律神経系によって制御されており，体を活性化し，エネルギーを消費し，攻撃的な方向に向ける「交感神経」と，体を安静化し，エネルギーを蓄積し，防御的な方向に向ける「副交感神経」に分けられる。両者は相対的な関係で優位な方が効果を出す。通常，夜は副交感神経が優位になるので，消化機能が高まり，食べ物の消化・吸収がよく，脂肪の貯蔵機能が高まる。したがって，夜食を食べ過ぎると肥満になる危険性がある。加えて，夜食を食べ過ぎると次の日の朝まで食欲が出ず，朝食抜きになる場合もある。朝食を食べないと，昼頃にはかえっておなかがすいて，昼食を食べ過ぎる（ドカ食い）という負の連鎖を起こすことになりかねない。

12.2.5 早食い

　食物が消化され，小腸を中心に体内に吸収されると，血液中のブドウ糖の濃度，つまり血糖値が上がる。しばらくして，血液中のブドウ糖が消費されると，その濃度が低くなる（血糖値が下がる）。食欲のコントロールはこの血糖値をもとに行われる。つまり，血糖値が上がると，血糖値の上昇が視床下部の満腹中枢を刺激し，食欲を抑制する。逆に，しばらくして血糖値が下がると，その変化が空腹中枢を刺激して，食欲が出るようになる。この血糖値の上昇は，食事開始後，15分から30分の時間を要する。したがって，30分くらいかけてゆっくり食べると，それほどの量の食事でなくとも，食事の最後には満腹感を感じることができる。しかし，短時間で食事を終えようとすると，つまり，早食いをすると，十分満腹感を感じる前に多量に食べてしまうことになる。これが，早食いが肥満につながる理由である。食事は「ゆっくり，よく噛んで食べなさい」といわれる所以である。

12.2.6 ながら食い

　よく映画館でポップコーンを食べながら映画を見る外国女性を見受ける。日本でも，テレビを見ながらお菓子を食べる人もいる。また，新聞や雑誌を読みながら食事をする男性も多い。このような「ながら食い」は，食事以外のものに意識が集中し，気づかないうちに食べ過ぎる場合がある。

12.2.7 運動不足

　当然のことながら，食事の量を減らさずに，運動量が減れば，その分のエネルギーは脂肪と

して体内に蓄積される。学生時代に運動部に参加して，定期的な運動をしていた者が卒業後，運動をする機会が減り，数年後に肥満するケースは多い。食習慣の刷り込みが行われており，定期的に運動をしていた時期の食事量を，運動しなくなったからといって減らすことは難しい。運動をやめた直後は，これといった運動をしなくとも体重が変わらず，安心していても，身体組成的には体脂肪率は増えており，実質的には筋肉が脂肪に変わっているだけである。

12.2.8 基礎代謝量の低下

人間は運動をしている時以外にも，生きていくために呼吸，体温の維持，心臓の拍動などにエネルギーを使用している。基礎代謝とは，このような生きていくのに必要な最低限度のエネルギーをいう。この基礎代謝は，筋肉が増えればそれに伴い，増加する。したがって，同じ量の食事をとってもそれに費やされるので肥満にはならない。また，基礎代謝量は年齢と共に減少するので，若い頃は同じ量の食事をとっても肥満にならないが，中高年になると肥満しやすくなる。

12.2.9 遺　伝

上記の食事量と運動量のアンバランスによる肥満の原因以外にも，遺伝の影響も少なからず考えることができる。両親が肥満しているとその子どもも肥満するケースは多い。また，兄弟で肥満している場合もある。しかし，これは純粋に遺伝によるものかは明確ではない。それは，家族は同じ食生活をし，生活パターンも同じ場合が多く，それが直接の原因とも考えられるからである。

12.3　肥満の問題点

12.3.1 生活習慣病の原因

昔は糖尿病や高血圧などは成人しかならなかったので，成人病と呼ばれていた。しかし，近年では子どもでもなるので，これらは「生活習慣病」と呼ばれるようになった。肥満は糖尿病，高血圧，動脈硬化症などの原因となることが知られている。

12.3.2 運動能力の低下

肥満していると余分な体重の分だけ，重い荷物を身につけて動いているようなものなので，必然的に移動を伴う運動にはプラスには作用しない。したがって，体重移動を伴うような運動能力は低下し，長時間の継続的な運動は避けるようになり，最大酸素摂取量なども低下する。そして，腹部の脂肪が多くなると，体前屈のような柔軟運動もきつくなる。また，素早く動くこともできなくなり，敏捷性も衰えて，交通事故などにもあいやすくなる。

12.3.3 心理面への影響

子どもにおいては，心理面への影響もある。肥満はその体型や敏捷的な運動ができないことから，いじめの対象になったり，からかわれたりする。その結果，自信を失い，生活全体が消極的になったりする。

12.4　肥満の判定法

12.4.1 形態指数

最も簡便な方法は，身長や体重などから計算して求められる形態指数を用いて判断すること

である。よく用いられる形態指数には，ローレル指数，BMI（Body Mass Index），肥満度などがある。ローレル指数を計算する場合の身長の単位はcmであるが，BMIではmが単位となる。また，肥満度を求める際の標準体重は身長の2乗に22を乗した近似値を用いるか，全国規模の計測値の平均を利用したりする。ローレル指数では160以上，BMIでは26.5以上，肥満度では20以上が肥満と判定される。しかし，体重の内訳が脂肪によるものか，筋肉や骨格の重量なのかが明確でないので，骨太で筋肉質の者も肥満と判定される危険がある。あくまでも簡便法としても用いられるにすぎない。

表12-3　形態指数による肥満の判定 (戎, 2000)

形態指数	計算式	判定基準
ローレル指数	＝体重／身長^3×10^7	160以上が肥満
BMI	＝体重／身長^2	26.5以上が肥満 24～26.5が「やや肥満」
肥満度	＝（実測体重－標準体重）／標準体重×10^2 ただし，標準体重は次の式 標準体重＝身長^2×22 を用いるか，全国の平均値を用いる。	20以上が肥満 10～20が「やや肥満」

12.4.2　キャリパーによる体脂肪率の推定

　体表近くの皮下脂肪の厚さから，体全体の脂肪量を回帰式を用いて推定する方法もある。皮膚をつまんだ時，その厚さは皮下脂肪の厚さの2倍を意味している。この厚さをキャリパーと呼ばれる器具でつまんで測定する。体表に近い部位の測定で，特殊な機器を必要としないので，より実用的な方法である。直接，皮下脂肪を扱うので，形態指数より妥当性は高いが，必ずしも皮下脂肪の厚さの測定は簡単というわけではない。皮下脂肪厚は，上腕部の後ろ側（上腕背部）と背中の肩甲骨の下の部位（肩甲骨下）を測定し，その合計からまず体密度（D）を求め，さらにそれから体脂肪率（F）を求める。

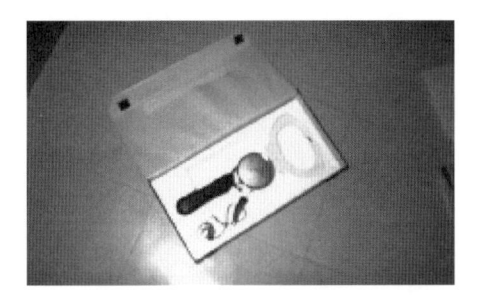

図12-3　キャリパー

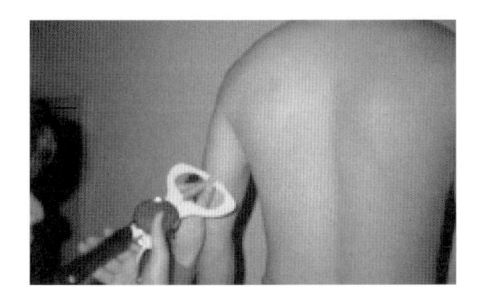

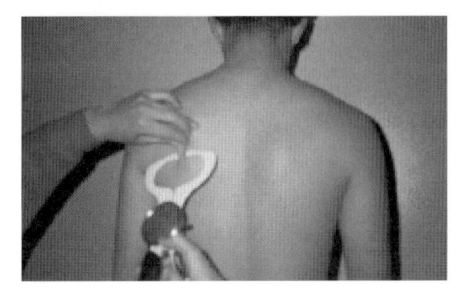

図12-4　上腕背部の測定　　　　図12-5　肩甲骨下の測定

推定式は以下の通りである。X =「上腕背部の皮下脂肪厚」+「肩胛骨下の皮下脂肪厚」とすると

D（体密度）= 1.0913 − 0.00116X （ただし，19歳男子用）

F（体脂肪率）= 4.570 ／ D − 4.142

として求められる。ただし，身体密度の式は男女・年齢段階で異なる。それぞれの係数は次の通りである。

表 12-4　男女別・年齢別の体密度の推定式 （宮下，1986）

男女	年齢段階	推　定　式
男子	9～11歳	身体密度= 1.0879 − 0.00151 ×（上腕背部＋肩胛骨下）
	12～14歳	身体密度= 1.0868 − 0.00133 ×（上腕背部＋肩胛骨下）
	15～18歳	身体密度= 1.0977 − 0.00146 ×（上腕背部＋肩胛骨下）
	成　人	身体密度= 1.0913 − 0.00116 ×（上腕背部＋肩胛骨下）
女子	9～11歳	身体密度= 1.0794 − 0.00142 ×（上腕背部＋肩胛骨下）
	12～14歳	身体密度= 1.0888 − 0.00153 ×（上腕背部＋肩胛骨下）
	15～18歳	身体密度= 1.0931 − 0.00160 ×（上腕背部＋肩胛骨下）
	成　人	身体密度= 1.0897 − 0.00133 ×（上腕背部＋肩胛骨下）

これら2つの式をまとめておけば，上腕背部と肩胛骨下の皮脂厚の計測値をもとに，その体脂肪の推定値をあらかじめ一覧表にまとめておくことができる。章末の付表はそのように求められたものである。男子では，このF（体脂肪率）の値が23％以上だと肥満と判断する。

12.4.3　水中体重法による体脂肪率の推定

キャリパーによる方法以外にも，大きな水槽の中へ全身を沈ませて，あふれ出た水の量から体積を求め，そして身体密度を計算する「水中体重測定法」もある。この方法では身体密度は

身体密度＝体重／{(体重−水中体重)／水の密度−残気量}

により求める。ただし，体重はkg単位，残気量はℓ単位，水の密度は水温37℃で0.9933とし，残気量は

残気量={純酸素の量×窒素濃度／(79.04−窒素濃度)}× BTPS 係数−死腔量

より計算する。ただし，窒素濃度は再呼吸後のバック内の窒素濃度で，BTPS係数は気圧760mmHpaで，ガス温が20℃の時1.102，25℃の時1.074，30℃の時1.045として求める。

これらの他に，筋肉は電気が通りやすく，脂肪は通しにくいという特性を利用して，身体の持っている電気抵抗（生体インピーダンス）から体脂肪率を予測する方法もある。現在，家庭にある体脂肪計はこの原理を利用したものである。

12.5　肥満の予防とダイエット

12.5.1　肥満の予防とダイエット

肥満は，食事として摂取するエネルギー量と運動などによって放出されるエネルギー量のア

ンバランスが原因なので、肥満を予防したり、ダイエットするには食事の量を減らし、運動量を増せばよい。放出されるエネルギー量は1日の基礎代謝量と1日の運動による消費カロリーの合計であり、摂取するエネルギー（カロリー）はこれ以下に制限しなければならない。基礎代謝量は体格や年齢によって変わるが、標準体重と基礎代謝基準値の積として、その近似値を求めることができる。

基礎代謝量＝標準体重×基礎代謝基準値

ここで、標準体重は

標準体重＝（身長（cm）－100）×0.9

として求めることもできる。男女、年齢別の基礎代謝基準値は次の表に示した。これから自分の基礎代謝量を計算することができる。また、特に激しい運動をしなければ1日の運動により消費されるエネルギー（カロリー）は300kcal程度なので、おおよその1日の摂取カロリーを求めることができる。

表12-5 基礎代謝基準値（戎, 2000）

年齢	男子	女子
20代	24	23
30代	23	22
40代	23	21
50代	22	21
60代	22	21

ただ、食事量を減らすことにより、食事の種類が限定されたり、特定のダイエット食品のみを摂取することなってしまう場合がある。すると、必須アミノ酸や必須脂肪酸をとれなかったり、他の栄養素を吸収するために必要な栄養素をとれないことも起こり、栄養失調になる危険がある。したがって、あくまで低カロリーの食事を心がけるべきだが、バランスのとれた（＝種類の多い）食事をとるべきである。具体的には1日30品目の食事をとるように心がけるとよいとされている。

また、運動も全身持久力を必要とする有酸素運動がカロリーの消費には適しているので、比較的長い時間で、規則的・単純な運動が望ましい。例えば、水泳、ジョギング、歩行、なわとび、サイクリングなどである。ただ、筋力以上に体重が多い肥満児はジョギングなどで膝や足を痛める場合が多く、そのような者には自分の体重を直接支える必要がない水泳やサイクリングがよい。さらに、基礎代謝がエネルギーの放出に役立つので、基礎代謝を高めるために体内の筋肉量を増やすウエイトトレーニングも効果的である。

12.5.2 無理なダイエット

先に述べた判定法で肥満と判定された者は健康のためにダイエット（体重を減少させること）をする必要がある。しかし、「やせ」あるいは「普通」と判定され、ダイエットする必要がないのにダイエットするのは病的といえる。特に、女性は実際以上に「自分は太っている」と感じ、必要以上にダイエットしている者が多い。ダイエットする必要があるのは、ローレル指数が160、BMIが26.5以上の者だけである。

また、減量のペースは1ヶ月に1～2kg程度が望ましいといわれている。これ以上のペースのダイエットは健康によくない。加えて、安全性が十分確認されていないダイエット食品など

に頼るのもしばしば健康上の問題となる場合がある。

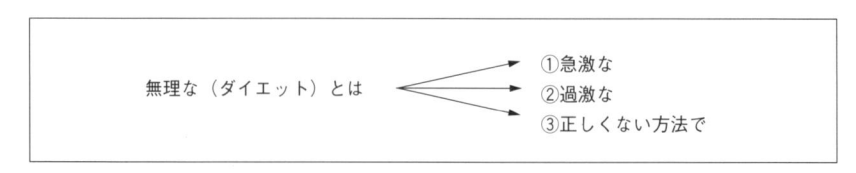

```
無理な（ダイエット）とは ─┬─→ ①急激な
                          ├─→ ②過激な
                          └─→ ③正しくない方法で
```

図12-6　無理なダイエット（戎, 2000）

12.5.3　無理なダイエットの害

　無理なダイエットの弊害は，自分の食欲をコントロールできなくなり，食事を全くとらなくなる神経性の「拒食症」や逆に病的に食べ過ぎる神経性の「過食症」などがある。これらはやせたいという願望が強いと起こる摂食障害であり，特に女性に多い。

　そして，正常な体脂肪率は，男子では15％，女子では25％程度であるが，過激なダイエットで体脂肪率が限度を超えて少なくなると，女性はホルモン分泌に異常が起きて無月経になる。通常，初潮には13％，月経の維持には25％の体脂肪率が必要といわれている。

　また，単一品目のみを摂取することによる栄養の不足や，急激にダイエットを行うことによるリバウンド（ダイエットをしても，その後，またもとに戻ってしまうこと）を起こしたり，それをくり返すこと（ヨーヨー現象）も問題である。

付表　上腕背部と肩胛骨下の皮脂厚の計測値からの体脂肪率

皮脂厚 (mm)	男子（歳）				女子（歳）			
	9〜11	12〜14	15〜18	成人	9〜11	12〜14	15〜18	成人
5	8.8	8.9	4.9	6.8	12.0	8.5	7.0	7.8
6	9.4	9.4	5.5	7.3	12.6	9.1	7.6	8.3
7	10.0	9.9	6.0	7.7	13.1	9.7	8.2	8.8
8	10.6	10.5	6.6	8.2	13.7	10.3	8.8	9.3
9	11.2	11.0	7.2	8.6	14.3	10.9	9.5	9.8
10	11.8	11.5	7.7	9.1	14.8	11.5	10.1	10.4
11	12.4	12.0	8.3	9.5	15.4	12.1	10.7	10.9
12	13.0	12.6	8.9	10.0	16.0	12.7	11.4	11.4
13	13.6	13.1	9.5	10.4	16.6	13.3	12.0	11.9
14	14.2	13.6	10.0	10.9	17.1	14.0	12.6	12.5
15	14.8	14.2	10.6	11.4	17.7	14.6	13.3	13.0
16	15.4	14.7	11.2	11.8	18.3	15.2	13.9	13.5
17	16.0	15.2	11.8	12.3	18.9	15.8	14.5	14.1
18	16.6	15.8	12.3	12.7	19.5	16.4	15.2	14.6
19	17.3	16.3	12.9	13.2	20.0	17.0	15.8	15.1
20	17.9	16.9	13.5	13.7	20.6	17.7	16.5	15.7
21	18.5	17.4	14.1	14.1	21.2	18.3	17.1	16.2
22	19.1	17.9	14.7	14.6	21.8	18.9	17.8	16.8
23	19.7	18.5	15.3	15.1	22.4	19.5	18.4	17.3
24	20.4	19.0	15.9	15.5	23.0	20.2	19.1	17.8
25	21.0	19.6	16.4	16.0	23.6	20.8	19.8	18.4
26	21.6	20.1	17.0	16.5	24.2	21.4	20.4	18.9
27	22.2	20.7	17.6	16.9	24.8	22.1	21.1	19.5
28	22.9	21.2	18.2	17.4	25.4	22.7	21.7	20.0
29	23.5	21.8	18.8	17.9	26.0	23.4	22.4	20.6
30	24.1	22.3	19.4	18.4	26.6	24.0	23.1	21.1
31	24.8	22.9	20.0	18.8	27.2	24.6	23.7	21.7
32	25.4	23.4	20.6	19.3	27.8	25.3	24.4	22.2
33	26.0	24.0	21.2	19.8	28.4	25.9	25.1	22.8
34	26.7	24.6	21.8	20.3	29.0	26.6	25.8	23.3
35	27.3	25.1	22.5	20.7	29.6	27.2	26.5	23.9
36	28.0	25.7	23.1	21.2	30.2	27.9	27.1	24.5
37	28.6	26.2	23.7	21.7	30.8	28.5	27.8	25.0
38	29.3	26.8	24.3	22.2	31.5	29.2	28.5	25.6
39	29.9	27.4	24.9	22.7	32.1	29.9	29.2	26.1
40	30.6	27.9	25.5	23.2	32.7	30.5	29.9	26.7
41	31.2	28.5	26.1	23.6	33.3	31.2	30.6	27.3
42	31.9	29.1	26.8	24.1	33.9	31.9	31.3	27.8
43	32.5	29.7	27.4	24.6	34.6	32.5	32.0	28.4
44	33.2	30.2	28.0	25.1	35.2	33.2	32.7	29.0
45	33.9	30.8	28.6	25.6	35.8	33.9	33.4	29.6
46	34.5	31.4	29.3	26.1	36.5	34.5	34.1	30.1
47	35.2	32.0	29.9	26.6	37.1	35.2	34.8	30.7
48	35.9	32.5	30.5	27.1	37.7	35.9	35.5	31.3
49	36.5	33.1	31.1	27.6	38.4	36.6	36.2	31.9
50	37.2	33.7	31.8	28.1	39.0	37.2	36.9	32.4
51	37.9	34.3	32.4	28.6	39.6	37.9	37.6	33.0
52	38.6	34.9	33.1	29.1	40.3	38.6	38.3	33.6
53	39.2	35.5	33.7	29.6	40.9	39.3	39.0	34.2
54	39.9	36.1	34.3	30.1	41.6	40.0	39.8	34.8
55	40.6	36.6	35.0	30.6	42.2	40.7	40.5	35.4
56	41.3	37.2	35.6	31.1	42.9	41.4	41.2	35.9
57	42.0	37.8	36.3	31.6	43.5	42.1	41.9	36.5
58	42.7	38.4	36.9	32.1	44.2	42.8	42.7	37.1
59	43.3	39.0	37.6	32.6	44.8	43.5	43.4	37.7
60	44.0	39.6	38.2	33.1	45.5	44.2	44.1	38.3
61	44.7	40.2	38.9	33.6	46.1	44.9	44.9	38.9
62	45.4	40.8	39.5	34.1	46.8	45.6	45.6	39.5
63	46.1	41.4	40.2	34.6	47.4	46.3	46.3	40.1
64	46.8	42.0	40.9	35.1	48.1	47.0	47.1	40.7
65	47.5	42.6	41.5	35.6	48.8	47.7	47.8	41.3

13章 生活習慣病

13.1 生活習慣病

13.1.1 子どもの生活習慣病
　昔,高血圧,糖尿病,肥満などは成人特有の疾病であったので,成人病と呼ばれていた。しかし,近年,子どもにも高血圧,糖尿病,肥満など生活習慣の乱れに起因する疾病が多くみられるようになったので,これらは生活習慣病と呼ばれるようになった。これらは,特定の細菌やウィルスなどの原因があるわけではなく,日常の生活リズム,食生活,運動頻度や量,喫煙,飲酒などが関与する。また,これらは単独に作用するのではなく,お互いが関連し合い,複合的に関与するのが特徴である。生活習慣病は成人にとっても重要な問題であるが,子どもの時期に身についた生活習慣は「刷り込み」が行われ,その後の人生にも大きく影響を与えるのでより深刻な問題となる。

表13-1　生活習慣病の原因（戎, 2000）

①飽和脂肪酸の過剰摂取
②運動不足
③精神的ストレス
④糖分の過剰摂取
⑤肥満
⑥喫煙・飲酒

13.1.2 虚血性疾患と食生活
　心筋梗塞,狭心症,脳出血,脳梗塞などは虚血性疾患と呼ばれ,動脈硬化が心臓の冠動脈や脳の血管で起こることによる。動脈硬化は,高血圧,高脂血症,肥満,糖尿病などが原因で起こる。高血圧は,食塩のとり過ぎと肥満により,高脂血症は動物性脂肪のとり過ぎや運動不足により,肥満は過食や運動不足により,糖尿病は肥満や過食によって引き起こされる。したがって,これらはお互いに関連の高い原因が関与している。他にも,持って生まれた体質(遺伝),喫煙,ストレス,運動不足なども関連している。しかし,食事内容や食生活がかなり重要な要因となっていることは否定できない。特に,高脂血症時の食生活の特徴としては,①肉類,魚類,牛乳,脂肪類,菓子類,し好飲料,食塩の摂取が多い,②野菜・果物類の摂取がやや少ない,③調味料では砂糖,塩,ケチャップが多い,④間食をよく食べる,⑤間食を食べても1日の食事の量は減らない,⑥スナック菓子,乳酸飲料,牛乳,ジュース,炭酸飲料を好む,⑦塩物の魚,脂身の肉類,煮た野菜,米飯を好む,などがあげられる。

表13-2　高脂血症患者の食生活の特徴（大国，1991）

①肉類，魚類，牛乳，脂肪類，菓子類，し好飲料，食塩の摂取が多い
②野菜・果物類の摂取がやや少ない
③調味料では砂糖，塩，ケチャップが多い
④間食をよく食べる
⑤間食を食べても1日の食事の量は減らない
⑥スナック菓子，乳酸飲料，牛乳，ジュース，炭酸飲料を好む
⑦塩物の魚，脂身の肉類，煮た野菜，米飯を好む

13.2　コレステロール

13.2.1　コレステロール

　コレステロールや中性脂肪などの血清脂質が異常に多い状況を高脂血症といい，近年の子どもには多くなっているといわれている。正確には血液中のコレステロール濃度が260mg/dℓを超えると高脂血症と判断される。高脂血症は，血管が破れて出血しやすくなったり，血管を詰まらせる動脈硬化症の原因となるので，深刻な健康問題となる。特に，心臓の冠動脈や脳血管で起こると，心筋梗塞，狭心症，脳出血，脳梗塞など死に至ることになる。コレステロールはリポ蛋白質とも呼ばれ，脂質（リポ）と蛋白質が結びついて血液中に存在する。リポ蛋白質は，その比重の大小から，高比重リポ蛋白，低比重リポ蛋白，超低比重リポ蛋白に分類される。通常，高比重リポ蛋白はHDL（High Density Lipoprotein Cholesterol），低比重リポ蛋白はLDL（Low Density Lipoprotein Cholesterol），超低比重リポ蛋白はVLDL（Very Low Density Lipoprotein Cholesterol）と呼ばれている。

　LDLやVLDLは，脂質が多いため比重が軽く，分子自体の大きさは大きい。大きいリポ蛋白質は血管内に出入りすることができず血管壁に付着して，結果として動脈硬化を起こすことになる。それに対して，HDLは，脂質よりも蛋白質が多いため，比重が重く，大きさとしては小さい。小さいので血管内を自由に出入りして，余分なコレステロールを集めて肝臓に運んで分解してくれる。したがって，LDLとは逆に，HDLは同じコレステロールでも動脈硬化を予防する作用を持っている。そのため，HDLは「善玉コレステロール」，LDLやVLDLは「悪玉コレステロール」と呼ばれている。望ましい状態とは，血液中のHDL濃度が高く，総コレステロールやLDL・VLDLは低い方がよいことになる。

表13-3　コレステロールの種類と特徴（戎，2000）

名　称	主成分	比重	形状	動脈硬化
HDL　高比重リポ蛋白	蛋白質	重い	小さい	予防する
LDL　低比重リポ蛋白 VLDL　超低比重リポ蛋白	脂質	軽い	大きい	原因となる

13.2.2　飽和脂肪酸

　脂質は脂肪酸とグリセリンに分解されて，小腸壁などから吸収される。脂肪酸は飽和脂肪酸と不飽和脂肪酸に分類される。飽和脂肪酸は，主に動物性脂肪に含まれ，常温では固形の形で存在する。また，コレステロールの合成に使われ，LDLの分解を遅らせる役目を持つ。つまり，飽和脂肪酸は血中LDLを増加させる働きがある。不飽和脂肪酸は主に植物性脂肪に含まれ，常温では液体である。この不飽和脂肪酸は飽和脂肪酸とは逆にLDLを減少させ，HDLを増加させる働きがある。また，便と一緒にコレステロールを排泄し，コレステロールの余分な吸収を抑える。つまり，不飽和脂肪酸は同じ脂肪酸にもかかわらず，善玉コレステロールであ

るHDLを増加させ，悪玉コレステロールであるLDLを減らす働きがある。

表13-4 脂肪酸の種類と特徴 (戎, 2000)

名称	脂肪	常温での形状	コレステロール
飽和脂肪酸	動物性脂肪	固形	コレステロールを増加させる LDLの分解を遅らせる
不飽和脂肪酸	植物性脂肪	液体	コレステロールの余分な吸収を抑える HDLを増加させ，LDLを減少させる

　飽和脂肪酸は，卵黄，ウニ，スジコ，白子，レバー，動物性マーガリンに300mg/dℓと多く，バター，タラコ，マヨネーズ，カズノコに150〜300mg/dℓ，牛肉，ウナギ，ハム，豚肉，ラード，鶏肉プロセスチーズに50〜100mg/dℓが含まれている。いわゆる肉と呼ばれている食物以外に，魚介類にも多く含まれているのに気づく。また，コレステロールが少ない食品としては，食パン，落花生，豆腐，卵白，湯葉，スパゲッティ，うどん，植物油などがある。

13.2.3 コレステロール対策

　先に述べたようなコレステロール，特にLDLを押さえるには，脂肪は動物性脂肪ではなく，植物性脂肪を多くとることが必要であることがわかる。望ましくは，動物性脂肪：植物性脂肪＝1：2であるといわれている。ただし，植物性脂肪は，空気中では酸化しやすく，酸化すると過酸化脂質になる。過酸化脂質は細胞の老化を促進するだけでなく，癌の原因ともなると考えられており，植物性油は新しいものを使うか，保存する場合は冷暗所にするようにする。

　高脂血症には，あじ，ほんまぐろ，まいわし，さばなどの青魚がいいといわれている。これはこれらの魚にはエイコサペンタエン酸（EPA）が含まれているからである。EPAは，不飽和脂肪酸で，血小板凝固抑制因子を持ち，虚血性心疾患を予防する働きがある

　また，食物繊維もコレステロールを下げる働きがあるといわれている。食物繊維は便秘予防にもよい。食物繊維には水溶性と水に溶けない不溶性があるが，結果として両方ともコレステロールを減らすのに役立つ。水溶性は直接コレステロールを下げる働きがあり，不溶性は直接コレステロールを下げる働きはないが，胆汁酸を便として排泄する。不足する胆汁酸を補うためにコレステロールが原料として使われ，結果としてコレステロールが減ることになる。

13.3　運動不足

　人類誕生以来，人類は生きるために身体を動かして生活をしてきた。野山を走り回って狩りをし，重い鍬を振り上げ田畑を耕し，自分の足で長い距離を移動し，自分の腕で重い岩を動かしてきた。人間の身体はこのような生活に耐えられるように作られていた。そうでなければ人類ははるか昔に滅んでいただろう。現代は，自動車が人間の脚の代わりをし，ブルドーザーが人間の腕の代わりをし，その他の仕事もすべて機械が人間の代わりをしてくれ，自らの手足を動かさなければ生きていけないことはなくなった。非常に便利な生活になった。しかし，この便利さがかえって人間が生きていく上で大前提であった身体活動を奪い，不活発による健康上の弊害が起こっている。

　特に，最近では，高度学歴社会となり，受験勉強が子どもの生活時間のかなりを占め，外で遊ぶ時間を減少させている。そして，テレビの普及やテレビゲームの爆発的な流行により，以前は外で身体を使って遊んでいた子どもたちは，家の中で座ってテレビやゲームを楽しむようになり，運動量は減少した。また，少子化のため家族内に遊び相手がいなくなり，クーラーなどの家庭での空調設備の普及により，屋内で過ごす時間が多くなり，外で遊ぶ機会がさらに減

少している。

表13-5　運動不足の原因と結果 (戎, 2000)

運動不足の原因	結果
①小児人口の減少	遊び相手がいない，親の過保護
②自動車の普及	歩かない，走らない
③家電の普及	体を動かすお手伝いの減少
④テレビゲームやテレビの普及	外で遊ばない
⑤空調の普及	外で遊ばない
⑥受験勉強	遊ぶ時間がない

13.4　生活リズムの乱れ

13.4.1　生体リズム

　人間の身体には一定の周期を持ったリズムが存在するといわれている。その中で24時間周期をサーカディアン・リズム（Circadian Rhythm）と呼ぶ。これには，目覚めや睡眠のリズム，ホルモン分泌のリズム，体温や血圧のリズムなどが含まれ，昼間は交感神経が優位に緊張し，夜間は副交感神経が優位となる。1日のリズム以外にも，女性の月経などにみられる1ヶ月周期のリズムや動物の渡り鳥の移動や冬眠のような1年周期のリズムなどがある。

　また，睡眠にもリズムがあることが知られている。睡眠中に頻繁に眼球が動く時間帯とそうでない時間帯がある。前者はレム睡眠（REM：Rapid Eye Movement）と呼ばれ，筋肉は弛緩していて，身体は動かないが，大脳は覚醒していて，夢を見ている。後者はREMがないノンレム睡眠と呼ばれている。ノンレム睡眠では大脳機能が低下し，熟睡しているので夢を見ない（＝起床後，夢を思い出せない）。これらは睡眠中に一定の周期で繰り返されている。

13.4.2　夜更かしによる生体リズムの乱れ

　昔はどの家の子どもも夜早い時間には就寝していたものだが，最近では深夜まで大人と同じように起きている子をよく見かける。共働きで母親が夜帰宅してから食事が始まり，一家の団欒が始まるということもあろうし，昼間十分な運動をしている子どもは疲れて早く寝るだろうがそうでない子どもはなかなか寝ないかもしれない。あるいはテレビが深夜まで放送されていて，その影響かもしれない。理由は何であれ，結果として，夜更かしをしている子どもが多いのは事実である。

13.4.3　夜更かしによる睡眠への影響

　先にも述べたが，睡眠時はレム睡眠とノンレム睡眠をくり返しているが，主にレム睡眠は午前2時から朝方に出現し，ノンレム睡眠は夕方から夜中にかけて発現する。前者が不足すると肉体的疲労が回復せず，翌朝倦怠感を感じることになる。後者が不足すると，精神的疲労が回復せず，翌日は思考が鈍ることになる。夜更かしをして深夜・夜中に就寝すると，ノンレム睡眠が不足して，翌日は精神的疲労がとれず，ぼんやりしてしまうことになる。また，成長ホルモンは午後11時に多く分泌するといわれているので，夜更かしをして午後11時以降に就寝すると，成長ホルモンが出ないことになり，肉体の成長にも影響を及ぼすことになる。

表13-6　レム睡眠とノンレム睡眠の違い (戎, 2000)

	大脳	夢	筋肉	出現時期
レム睡眠	覚醒している	夢を見る	弛緩	午前2時〜朝方
ノンレム睡眠	機能が低下	熟睡している	時々動く	夕方から夜中

13.4.4 夜更かしによる朝食への影響

夜遅くまで起きていると，必然的に夜食の量も多くなり，翌日起きた時にはまだ十分な食欲がない場合が多い。したがって，朝食を食べないで学校や幼稚園に出て行くことになる。朝食をとらないと，昼食前に空腹となり活発な身体活動ができないばかりか，脳に十分な栄養がまわらず，授業などにも集中できないことになる。

表13-7 朝食を抜く原因 (戎, 2000)

①夜更かしのため朝寝坊して食べる時間がない
②夜食をたくさん食べるので，翌朝は食欲不振
③ダイエットのため
④親が朝寝坊して朝食が間に合わない

13.4.5 夜更かしによる自律神経系への影響

自律神経系の交感神経と副交感神経の緊張はサーカディアン・リズムのもとにコントロールされている。これが就寝時間が不規則だったり，本来のリズムと大きくかけ離れていると，自律神経が正常に働かなくなる場合がある。これは起立性調節障害などとなって現れ，「立ちくらみ」「朝，なかなか起きられない」「息切れがする」などといった症状がみられるようになる。人間は寝ている時は下半身の静脈は弛緩しているが，立とうとすると，血液が下半身に集中してしまい，頭へは血液が行かなくなるので，下半身の静脈を収縮して，心臓に戻す。自律神経がこの調節をしているが，正常に働かないと，脳へ血液が行かず，脳の酸素が不足する。そして，一時的にめまいを起こすことになる。また，朝，なかなか起きられないと不登校の原因になることも考えられる。

13.4.6 夜更かしによる体温変化への影響

体温変化も生体リズムと関係があり，起床後，徐々に高くなり，午後から夕方にかけて最も高くなり，夜中に最も低くなる。身体の活動は体温と関係があり，体温が高くなる時身体活動は最も活発になる。それが，夜更かしをしている子どもは，夜更かしをしている分，リズムがずれて，夕方から夜中にかけて最も体温が高く，朝起床後しばらくは体温が高くならない。したがって，夜更かしをしている子どもは午前中のほとんどを不活発な活動を強いられることになる。

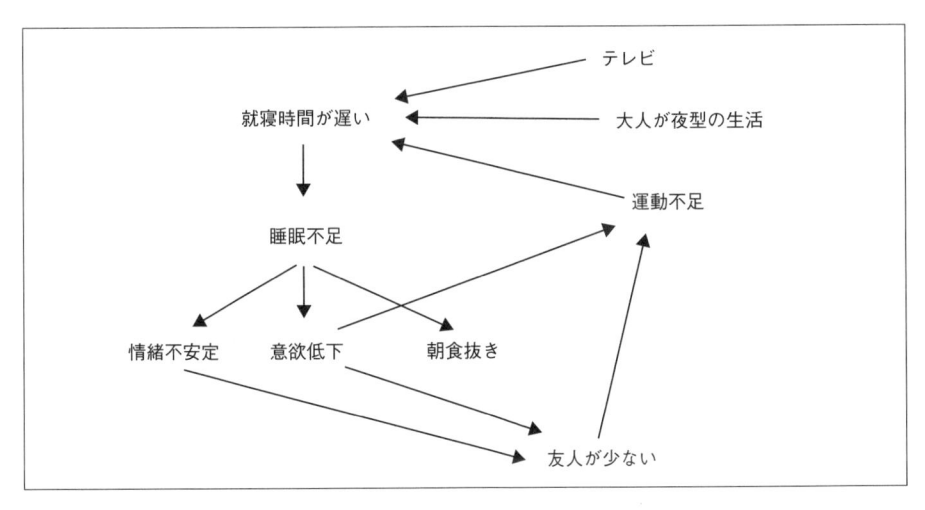

図13-1 夜更かしによる様々な影響 (民秋ほか, 2003)

14章 現代の健康問題

14.1 骨　折

14.1.1 骨の構造
　骨は，黄白色で，血管や神経が無数にある骨膜で覆われ，その内側に硬い骨質，さらにその中に軟らかい海綿質と呼ばれる材質から構成されている。骨質は皮質骨とも呼ばれ，水分5％，有機質30％，無機質65％からできている。海綿質は骨髄とも呼ばれ，水分25％，有機質30％，無機質45％から成り立っている。有機質のほとんどはコラーゲンで，無機質はヒドロキシアパタイトである。

表14-1　骨成分の内容　(Malina et al., 1991)

	固さ	水分	有機質	無機質
骨質	硬い	5％	30％	65％
海綿質	軟らかい	25％	30％	45％

　乳幼児の骨はほとんどが軟らかい軟骨でできている。これは構造としては軟らかいため脱臼などの危険を持っているが，成長のためには必要で，そのために身長は伸びることができる。そして，加齢とともに，軟骨にカルシュウムの沈着が起こり，太く，硬い骨になる（化骨する）。化骨後は，身長の伸びは停止する。成長ホルモンは骨の成長を促進し，性ホルモンは化骨を促す。また，性ホルモンは成長ホルモンの働きを抑制する役目も持っている。

14.1.2 骨細胞の一生
　骨を構成する骨細胞は，その姿を骨細胞から破骨細胞，破骨細胞から骨芽細胞，さらに，骨芽細胞から骨細胞へと変化させ，絶えず骨を作り替えている。これを骨の「リモデリング」という。骨芽細胞は，カルシュウムの沈着を行い，骨を硬くし，化骨させる。逆に，破骨細胞はカルシュウムを放出し，骨を壊す役目を持っている。20歳から50歳ぐらいまでは，骨の破骨とカルシュウムの沈着はバランスがとれているが，成長期は破骨よりもカルシュウムの沈着が盛んで，逆に，高齢者ではカルシュウムの沈着よりも破骨の方がまさっている。

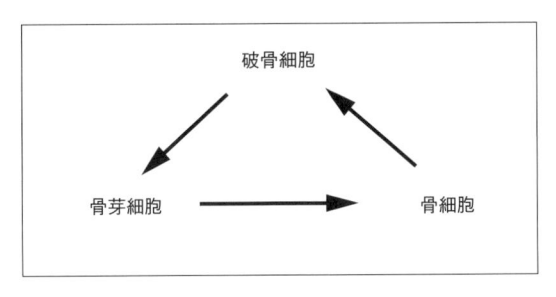

図14-1　骨細胞の一生　(Malina et al., 1991)

14.1.3 骨の働き

骨には，非常に短い距離しか収縮できない筋肉の動きをてこの原理で大きな可動域に広げる役目がある。その他に，造血機能やカルシュウムを貯蔵するという働きも担っている。

造血は軟らかい骨髄で行われるが，主に赤色部分で行われる。黄色部分はそのほとんどが脂肪組織で造血はしていない。また，四肢の骨のような細長い棒状の骨（長骨）よりも，胸骨や腸骨のような扁平な骨の方が造血は盛んに行われている。

カルシュウムは，細胞内や体液中に数g程度しか存在せず，そのほとんどが骨に貯蔵されている。骨には約1kgが貯蔵されている。血液中にカルシュウムが不足すると，骨からカルシュウムが血液中に放出される。カルシュウムの放出が不十分で，血液中にカルシュウムが不足すると，筋肉が痙攣したり，肉離れの原因になったりする。

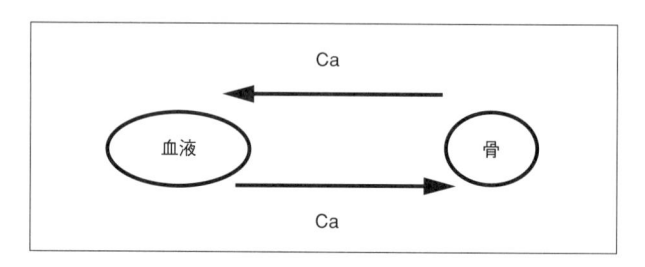

図14-2 血液と骨の間でのカルシュウムの出納 (Malina et al., 1991)

14.1.4 骨密度

全身の骨で化骨が進み，20歳代で骨密度は最大になる。その後，加齢とともに減少する。また，女性は閉経後，エストロゲンが不足して破骨細胞が骨の表面に付着して骨を溶かすので，骨密度が急激に減少する。したがって，閉経後の女性や高齢者は骨がもろく，骨折しやすい。このように，骨密度が低下し，骨折しやすくなる病気を骨粗鬆症という。骨密度の測定には，X線，超音波，放射性同位元素などが用いられる。

14.1.5 骨　折

最近，子どもの骨折が増えている。それも，無理で，危険な運動をしたから起こるのではなく，通常の動作の中で起こることが多い。それは骨に十分なカルシュウムを確保できず，適切な強度を保てないことが原因と考えられる。カルシュウム不足は，不適切な栄養摂取だけでなく，運動不足や激しすぎる運動も原因となる。

表14-2 骨折の原因 (戎, 2000)

①不適切な栄養摂取＝「Ca不足」と「吸収しやすくするための食品」
②運動不足
③激しい運動

カルシュウムは1日600mgが必要とされる。さらに，妊娠授乳期では1200mg，高齢者は800mgが必要である。一般に，カルシュウムが豊富な魚を嫌う子どもは多く，カルシュウムが不足している。また，カルシュウムそのものの摂取も重要だが，カルシュウムを吸収しやすくする食品も大切である。ビタミンDはカルシュウムが小腸から吸収されるのを助ける働きがある。したがって，効率よくカルシュウムを吸収するには，カルシュウムと同時にビタミンDを多く含むいわし，まぐろ，さんま，ぶり，レバー，しいたけ，かつおも食べる必要がある。また，燐もカルシュウムの吸収を助けるといわれている。

そして，カルシュウムだけを摂取しても，十分な運動がなければ骨量は減ることがわかって

いる。これは宇宙で全く運動をしない宇宙飛行士が帰還後，骨量が減少した事実からもわかる。1日20〜30分程度の運動でも，必要な骨密度が維持できることがわかっている。

逆に，激し過ぎる運動もカルシュウムの骨への沈着を妨げる。それは，汗と一緒にカルシュウムが体外に排出されやすくなるからである。運動選手も十分な栄養管理を行わなければ，骨折しやすくなる。また，ランニングなど物理的ストレスが繰り返し加わっても骨折する。これを疲労骨折という。

14.2 貧　血

14.2.1　ヘモグロビン

血液は45％の血球（有形成分）と55％の血漿（液体成分）から構成されるが，血球のほとんどは赤血球である。赤血球は血液$1\mu\ell$（マイクロリットル＝mm^3）あたり，男子で500万個，女子で450万個含まれ，形状は完全な球ではなく，餅の中央をつぶしたような形をしている。これは表面積を大きくし，変形を容易にし，自分の直径よりも小さい血管の通過も可能にしている。赤血球の中身はほとんどがヘモグロビン（Hb）で占められている。ヘモグロビンは酸素運搬の主役で，鉄を含む色素である「ヘム」と蛋白質である「グロビン」から構成されている。ヘムは赤色をしていて，これが血液を赤くしている。赤血球は120日程度しか寿命がなく，寿命がくるとマクロファージに貪食される。その際，ヘモグロビンは，ヘモとグロビンに分けられ，ヘムの鉄は再利用され，ヘムの鉄以外の部分はビリルビンとして胆汁の中に排出される。寿命を迎えたヘモグロビンを補うためには，絶えずヘモグロビンを生産しなければならない。ヘモグロビンの生産には鉄分，ビタミンB_{12}，ビタミンの一種である葉酸が必要で，ビタミンB_{12}と葉酸は赤血球の核酸の合成に必要である。

表14-3　ヘモグロビン生産に必要なもの（戎，2000）

①鉄分	ヘムの生産に必要
②ビタミンB_{12}	赤血球の核酸の合成に必要
③葉酸	

14.2.2　貧血とは

朝礼などで倒れたり，気分が悪いと訴える子どもが多くなっている。その原因には，朝食を抜いたことによる低血糖だったり，起立性調節障害も考えられるが，主な原因は貧血である。貧血とは血液中に赤血球（特にヘモグロビン）が足りない状態をいう。ヘモグロビンは主に体内の酸素運搬の役目を持っている。正常な男子では，血液100mℓ中に14〜18g，女子では12〜16g含まれるが，これが12g以下になった状態，つまり，十分な酸素運搬能力がなくなった状態を貧血という。貧血になると，顔面蒼白，動悸，立ちくらみなどが起き，疲労しやすくなる。

ただし，寝ていた状態から急に立ち上がったりすると，一時的にめまいを感じる時があるが，これは，一過性の低血圧で，貧血というわけではない。

14.2.3　貧血の種類

貧血には，鉄不足により起こる「鉄欠乏性貧血」，葉酸やビタミンB_{12}が吸収できないために起こる「悪性貧血」，骨髄による赤血球生産が低下することが原因の「再生不良性貧血」，そして，赤血球が破壊されて起こる「溶血性貧血」がある。鉄欠乏性貧血や悪性貧血はいわゆるヘモグロビンを作るための材料が不足したことによるもので，再生不良性貧血はヘモグロビン

の生産が追いつかない状態であり，溶血性貧血は消費が亢進して（寿命が短くなって），赤血球の生産が追いつかない状態である。

表14-4　貧血の種類（戎, 2000）

貧血の種類	主な原因
鉄欠乏性貧血	鉄不足
悪性貧血	葉酸やビタミンB_{12}が吸収できない
再生不良性貧血	骨髄による赤血球生産低下
溶血性貧血	赤血球が破壊される

14.2.4　貧血の原因

ヘモグロビンの生産には，鉄分，ビタミンB_{12}，葉酸が必要で，これらが不足すればヘモグロビン生産のための材料不足になる。しかし，ビタミンB_{12}や葉酸は体内に比較的多く蓄えられているので，貧血の主な原因は鉄分の不足である。成長期には他の年代以上に鉄分が多く必要とされるので，その分を補えなければ貧血となる。また，女性は月経のため，多くの血液と一緒に鉄分を損出する。加えて，栄養バランスの悪いダイエットなどを行えば，結果として，鉄分不足になる。つまり，やせたいと思っている，成長期の女性が最も貧血になりやすい状況にあることになる。

14.2.5　鉄分の摂取不足による貧血

人間は1日あたり15〜20mgの鉄分を摂取している。摂取された鉄分は，胃酸で吸収しやすい形になり，十二指腸で吸収される。その後，肝臓や脾臓で貯蔵される。ただし，実際に吸収される量は1mg程度でしかない。

月経やダイエットのみならず，妊娠中は胎児の赤血球の分の鉄分も必要になるので，2倍の鉄分を摂取する必要があり，不足がちになる。また，鉄分は胃の胃酸で酸性になり，吸収しやすくなるので，胃を摘出手術したり，炭酸飲料水などを多量に飲むと胃酸が希釈し，胃の中がアルカリ性にかたむき，円滑に鉄分を吸収できなくなる。

鉄分不足にならないためには，十分な鉄分を含む食物をとることがまず大事である。鉄分は肉類やレバーに豊富に含まれているので，それらを欠かさないようにするべきである。ただし，肉などと一緒に脂肪をとり過ぎないように，脂身を除いて調理するなどの工夫が必要である。

そして，鉄分はビタミンCやクエン酸により吸収しやすくなるので，それらを含む柑橘類も合わせてとるようにすると効果的である。逆に，コーヒー，紅茶，緑茶などに含まれる「タンニン」，玄米や豆腐などの豆製品に含まれる「フィチン酸」，ほうれん草に含まれる「蓚酸(しゅうさん)」などは鉄分摂取を阻害するので食べないようにすることが必要である。

また，鉄鍋や鉄製のフライパンにより調理された食物には，鉄分が溶け出しているので，調理器具を工夫することもできる。

表14-5　貧血を予防する食物（戎, 2000）

摂取が必要なもの	鉄分を多く含むもの	①肉類，②レバー
	摂取を助けるもの	①柑橘類（ビタミンCやクエン酸）
鉄分の摂取を阻害するもの		①コーヒー，紅茶，緑茶（タンニン）
		②玄米や豆腐などの豆製品（フィチン酸）
		③ほうれん草（蓚酸）
		④炭酸飲料水（胃酸の希釈化）

14.2.6 運動による貧血

　激しいスポーツが原因の貧血を「スポーツ性貧血」あるいは「運動性貧血」という。激しい運動の結果，大量の汗が出て，汗とともに体外に鉄分を排出するからである。また，足底部を何度も強く打ちつけると，足底部の血管内の赤血球が破壊され，貧血になる。これを「溶血性貧血」という。剣道，バレーボール，バスケットボール，長距離走選手に多い。

　発汗量の増大で鉄分が損出することによる貧血の予防には，単純動作のくり返しを長時間行う有酸素運動が効果的な貧血予防になる。これにより骨髄の造血作用が向上し，赤血球が増すからである。短時間の激しい運動では，血液を貯蔵する脾臓から一時的に赤血球が供給されるだけで，貧血の予防にならない。また，ウエイトトレーニングも効果があるといわれている。溶血性貧血は，足底への反復した衝撃を軽減させることにより予防することができる。そのためには，クッションの効いた靴をはき，固いアスファルトなどの上を走らないようにし，必要以上に体重を増やさないようにする必要がある。

表 14-6 貧血の原因 （戎，2000）

①成長期に身体を構成するために
②月経
③過激なダイエット
④妊娠期に胎児のために
⑤胃の摘出手術
⑥炭酸飲料の飲み過ぎ
⑦偏食
⑧激しい運動
⑨多量の発汗

14.2.7 ストレスによる貧血

　ストレスによっても貧血になる場合がある。何らかのストレスがあると，アドレナリンが分泌され，脾臓から溶血性因子（リゾレシチン）が血中に出で，赤血球の膜の抵抗を弱めて破壊するからである。ストレスをため込まず，解消する方法を持つことは貧血予防にも役立つことになる。

14.3　食物アレルギー

14.3.1　アレルギー反応

　人間の体内に異質な蛋白質が入ると，その蛋白質による害を防ぐために，ある物質ができる。害を与える蛋白質を「抗原」，害を防ぐ物質を「抗体」という。抗体はBリンパ球によって作られ，抗原と結合して，無毒化したり，マクロファージに貪食されやすいようにする。抗原と抗体は1対1に対応しており，1つの抗体は別の抗原には全く効かない。したがって，抗体の種類は無限に必要になる。抗原が入ることを感作という。1回目の感作では抗体はゆっくり作られるが，2回目以降は素早く，大量の抗体ができる。これはBリンパ球が抗原を記憶しているからである。予防注射（ワクチン）は少量の無毒化した抗原のことで，これを接種することにより1回目の感作を人工的に起こし，2回目以降に備えるという意味である。このように，抗原が再度入ってきた時，抗体が反応して身体を守ることを「抗原抗体反応」という。この抗原抗体反応の中で，身体に有利に働く場合を「免疫」といい，逆に，免疫機能がおかしくなると「自己（自分自身の正常な細胞や組織）」も攻撃してしまう場合がある。膠原病は免疫機能の異常である。また，免疫が過剰に反応して身体に不利に働く場合をアレルギーという。

　アレルギー患者には子どもが多く，なんらかのアレルギーを持つ子どもは約半数にのぼると

いわれている。主なアレルギー疾患には，①アトピー性皮膚炎，②アレルギー性鼻炎，③気管支喘息，④花粉症，⑤蕁麻疹があり，これらは，動物の羽毛，食物繊維，家ダニ，花粉，カビ類，おがくずなどの「吸入性抗原」，牛乳，鶏卵，魚介類，果実類などの「食事性抗原」，薬物，化粧品，塗料などの「接触性抗原」，血清，ホルモン剤，抗生物質，鎮静剤などの「薬物抗原」によって引き起こされる。

表 14-7　主なアレルギー疾患 (戎, 2000)

①アトピー性皮膚炎
②アレルギー性鼻炎
③気管支喘息
④花粉症
⑤蕁麻疹

表 14-8　主な抗原 (戎, 2000)

抗原の種類	抗原（アレルゲン）
吸入性抗原	動物の羽毛，食物繊維，家ダニ，花粉，カビ類，おがくずなど
食事性抗原	牛乳，鶏卵，魚介類，果実類など
接触性抗原	薬物，化粧品，塗料など
薬物抗原	血清，ホルモン剤，抗生物質，鎮静剤など

14.3.2　食物アレルギー

いろいろなアレルギーを順次患うことを「アレルギーマーチ」と呼ぶが，特に，食物アレルギーは 2 歳以下の乳児に多く，近年，問題となっている。

蛋白質は食物として摂取されると，小腸までにいろいろな消化液で消化・分解され，小さな分子のアミノ酸やペプチドになり，腸の粘膜を通り吸収される。腸の粘膜は大きな分子は通ることはできないが，時々蛋白質の消化が不十分で，大きな分子のまま吸収される場合がある。すると，この大きな分子は，自分とは違う，異質な蛋白質なので，その蛋白質に対して抗体ができる。つまり，アレルギー反応を起こす。子どもの時期は，まだ腸粘膜の網目構造が不十分で分子の大きな蛋白質を通してしまうので，結果として子どもに食物アレルギーが多くなってしまう。主な抗原としては，①鶏卵，②牛乳，③大豆が有名だが，他に，④小麦，⑤米，⑥トウモロコシ，⑦そば粉，⑧肉類，⑨タラ，⑩イカ，⑪エビ，⑫ウナギ，⑬カニなどもある。

表 14-9　主な食物アレルゲン (戎, 2000)

①鶏卵，②牛乳，③大豆，④小麦，⑤米，⑥トウモロコシ，⑦そば粉，⑧肉類，⑨タラ，⑩イカ，⑪エビ，⑫ウナギ，⑬カニ

原因の 1 つとして，離乳食の内容や開始時期が考えられ，あまり早期に牛乳や卵製品を与えるとアレルギーの原因となる抗体ができやすいといわれる。免疫機能は最初から完全ではなく，出生後発達し，思春期に完成する。したがって，胎児期に侵入した敵を「非自己」と認識できず，一生住み着いたり，過剰に反応してしまうことになる。

また，両親がアレルギー疾患だと子どもの 60 ％以上が発病するといわれ，遺伝的要素も無視できない。ただ，子どもの時期に発症した食物アレルギーは成長とともに改善するので，それほど深刻に考えることはない。

14.4 ストレス

14.4.1 ストレスとは

生体に対して緊張を招き，生体に何らかの反応を起こさせる外部刺激を「ストレッサー」といい，その刺激によって引き起こされる生体の防衛反応を「ストレス」という。ストレッサーには，いじめ，部活，受験勉強のような社会的・心理的ストレッサー，騒音，寒暖の差のような物理的ストレッサー，そして，バクテリアや細菌などの生物学的ストレッサーなどがある。

ストレッサーにより直接的な生体反応が出現すると，それらが視床下部や下垂体に作用し，交感神経系やホルモンの1つである副腎皮質の糖質コルチコイドが反応して，身体の抵抗力を増し，ストレスを解消しようとする。しかし，ストレッサーが強いと抵抗力が弱まり，様々な疾病や精神面へ悪い影響を与える。

表14-10 ストレスの原因となる外部刺激 (戎, 2000)

社会的・心理的ストレッサー	いじめ，部活，受験勉強
物理的ストレッサー	騒音，寒暖の差
生物学的ストレッサー	バクテリアや細菌

14.4.2 ストレスの悪影響

精神的なストレスがたまると，視床下部の満腹中枢や空腹中枢のバランスのコントロールがうまくいかず，食べ過ぎたり，逆に拒食症になったりする。また，精神的ストレスにより血中コレステロールが増加し，動脈硬化の原因となる場合もある。同様に，精神的ストレスにより，アドレナリンが分泌され，それによって脾臓から溶血性因子（リゾレシチン）が血中に出て，赤血球の膜の抵抗を弱めて，破壊する場合がある。これが貧血の原因になることもある。

精神的ストレス以外にも，ランニングなどで骨に継続して物理的ストレスが加わると骨折する場合もある。これは疲労骨折と呼ばれる。

その他にも，①胃潰瘍，②不眠症，③十二指腸潰瘍，④過敏性大腸炎，⑤情緒不安定，⑥高血圧，⑦偏頭痛，⑧過呼吸症候群，⑨円形脱毛症，⑩自律神経失調症などがストレスが原因で発症するといわれている。

表14-11 ストレスが原因で発症する疾病 (戎, 2000)

①胃潰瘍，②不眠症，③十二指腸潰瘍，④神経性食欲不振，⑤過敏性大腸炎，⑥情緒不安定，⑦高血圧，⑧偏頭痛，⑨過呼吸症候群，⑩円形脱毛症，⑪自律神経失調症，⑫動脈硬化症

14.4.3 テクノストレス

現代はパソコンやワープロが普及し，仕事や日常生活には不可欠な道具となった。業種によっては長時間パソコンやワープロのディスプレイを見続けなければならない場合も多い。これが原因で起こるストレスもある。子どもの場合は，長時間のテレビ視聴やテレビゲームがこれに相当する。子どもは1日に3～5時間テレビを見るといわれ，テレビゲームも男児は1～2時間するといわれており，1日のうち，かなりの時間をディスプレイと向き合っていることになる。これを「テクノストレス」という。テクノストレスによって，目の疲れ・痛み，充血，視力低下など目に関する症状（眼精疲労）だけでなく，頭痛，肩こり，食欲不振，吐き気，下痢を起こす場合もある。さらに，女性は生理不順や早産・流産に発展する場合もあるので注意が必要である。

表14-12 テクノストレスによる症状 (戎, 2000)

①目の疲れ・痛み,②充血,③視力低下,④頭痛,⑤肩こり,⑥食欲不振,⑦吐き気,⑧下痢,⑨生理不順,⑩早産・流産

14.4.4 ストレスの解消法

ストレス解消法は人それぞれで異なる。買い物をするとストレス解消になる人もいれば,散歩などがストレス解消になる人もいる。基本的に,普段から好きなことをするとよいとされている。ただし,酒でストレス解消しようとするのは健康的な方法ではない。ぬるめの湯に入浴したり,軽いスポーツなど,より健康的なストレス解消法を各自で見つけることが大切である。

また,ビタミンB_1,ビタミンC,カルシュウム,蛋白質などはストレスを予防するのに効果があるといわれているので食事などにも工夫するとよい。

15章 飲酒と喫煙

15.1 飲　酒

15.1.1 適量の飲酒

　我が国では，中年男性の約半数が毎日飲酒し，飲酒していないのは，男性25％，女性58％であるといわれている。適量の飲酒は，胃液を分泌し，食欲を増し，ストレスを解消するのにも役立ち，必ずしも弊害ばかりではない。しかし，飲み過ぎると，胃壁を荒らし，むかつきや嘔吐の原因となり，長期の飲酒によってはアルコール依存症になったりする。

　酒を飲むと，アルコール成分は胃壁や小腸で吸収され，肝臓で酸化され，一度アセトアルデヒドがつくられる。これは，毒性が強く，これが原因で，「顔が赤くなる」「動悸」「吐き気」「頭痛」になる。肝臓が十分に機能すれば，アセトアルデヒドは，酢酸になり，さらには，二酸化炭素と水に分解され，呼気，汗，尿となり体外へ排出される。一般に，「酒が強い」「酒が弱い」といわれる原因は，体内に，アルデヒド脱水酵素（ALDH Aldehyde Dehydrogenase）が多くあるか，ないかによる。体質的に，この酵素がない者は1割程度いるといわれている。肝臓が十分余裕を持ってアセトアルデヒドを分解できるのは，アルコールは1日20gといわれ，ビールでは中瓶1本，日本酒では1合，ウィスキーならダブル1杯，ワインならグラス2杯弱である。

表15-1　適量な飲酒量（戎, 2001）

アルコール量	種　類	適　量
20g／日	ビ ー ル	中瓶1本
	日 本 酒	1　合
	ウィスキー	ダブル1杯
	ワ イ ン	グラス2杯弱

15.1.2 飲酒の弊害

　肝臓内では，飲み過ぎるとアルコールの分解過程で中性脂肪が多く合成され，アセトアルデヒドの解毒に肝臓が振り回され，合成された中性脂肪を分解できず，肝臓に脂肪がたまる。このように，中性脂肪が肝細胞にたまることを脂肪肝という。さらには，肝臓の免疫機能が低下し，肝細胞が変性したり，壊死したりして肝炎になったり，肝細胞が死んで硬くなる肝硬変になったりする。肝硬変はそのままに放置すれば，やがて肝癌になる可能性もある。そうでなくても，肝臓内の血管の回りに網の目のような線維が増える「アルコール性肝線維症」を発症する危険性がある。

　肝臓以外でも，①胃炎，②慢性膵炎，③高血圧，④脳卒中，⑤食道癌，⑥口腔内の癌の原因になる。また，血液中の尿酸が増え，尿酸塩の代謝異常で尿酸塩の結晶が関節に沈着して，激痛と腫れを起こす痛風の原因ともなる。特に，妊娠中は注意が必要で，妊娠早期でアルコール

を摂取した母体からは，胎児性アルコール症候群が発症する危険がある。これは，いろいろな発達障害がみられ，特に中枢神経系に障害がみられ，特異な顔貌になるのが特徴である。

また，精神面ではアルコール依存症が深刻な問題となる。アルコール依存症になり，アルコールが切れると，手足の震えなどが起こり，いろいろな幻覚や妄想にかられることもある。

表15-2 飲酒による発症疾患 (戎, 2001)

対象・部位など	発症疾患
肝臓	①脂肪肝，②肝炎，③肝硬変，④肝癌，⑤アルコール性肝線維症
肝臓以外	①胃炎，②慢性膵炎，③高血圧，④脳卒中，⑤食道癌，⑥口腔内の癌，⑦痛風
妊婦	①胎児性アルコール症候群
精神面	①アルコール依存症

15.1.3 正しい飲み方

飲み過ぎないためには，空腹時の飲酒をさけ，ゆっくり飲むように心がけ，週に1回程度は酒を全く飲まない日（休肝日）を作る必要がある。また，肝臓への負担を減らすために，つまみは高脂肪・高カロリーのものをさけ，蛋白質やビタミンB・Cに富んだものにするとよい。

表15-3 正しい飲酒法 (戎, 2001)

①空腹時は飲酒をしない
②ゆっくり飲む
③週に1回は休肝日を作る
④つまみは蛋白質やビタミンB・Cに富んだものをとる

15.2 喫　煙

15.2.1 喫煙の悪影響

現在，喫煙の経験がある者は小学生で約3割，中学生で約5割，高校生で約7割いると考えられている。また，成人の喫煙者は，男子で40％，女子でも5％を占めているといわれている。空腹時でも喫煙により食欲が抑制されることから，喫煙はダイエットになると考えている人がいるが，もちろん，健康的なダイエットとはいえないし，肺ガンや動脈硬化症の原因になったり，胃潰瘍を引き起こしたり，妊娠中の主婦が喫煙すれば流産や低体重児出産の原因になるなど悪影響の方が深刻である。タバコの有害物質には，シアンや窒素酸化物なども含まれるが，最も問題になるのは①ニコチン，②タール，③一酸化炭素である。

表15-4 タバコの有害物質 (戎, 2001)

①ニコチン
②タール
③一酸化炭素
④シアン
⑤窒素酸化物

表15-5 タバコの悪影響 (戎, 2001)

①胃潰瘍，②肺癌，③動脈硬化，④ビタミンCの破壊，
⑤流産や低体重児出産，⑥集中力の低下，⑦倦怠感，
⑧眠気

15.2.2 ニコチン

ニコチンは，体重60kgの人が60mg（タバコ3本分）を直接，口から飲み込むと死ぬといわ

れるほどの毒物の一種である。まず，ニコチンは血管を収縮して血中コレステロールを増加させるので，高血圧，高脂血症，動脈硬化の原因となり，結果，心筋梗塞や脳血栓を引き起こすことになる。

同時に，末梢血管も収縮させるので，皮膚への血液量が減り，皮膚温度を低下させる。その結果，皮膚の新陳代謝が低下し，皮膚の老化を促進させ，シミやたるみを作ることになる。このことは女性が喫煙すればするほど，美容のためによくないことを意味している。

ニコチンは消化器系にも影響を与える。ニコチンの興奮作用で，消化器の機能が亢進して，胃液の分泌が多くなり，その後，麻痺すると，逆に胃の運動が減退する。その結果，胃では胃潰瘍がおこる。

また，ニコチンは末梢の神経を興奮させ，脳に作用して精神活動を刺激するが，余計に摂取されると逆に抑制させるので，タバコを吸い過ぎるとかえって，頭が「ボーッ」っとしてしまうことになる。

15.2.3　タール

タールそのものが癌の原因になると考えられているので，喫煙によってタールが肺に吸飲されれば，肺ガンの原因となる。喫煙者の肺癌死亡率は非喫煙者の4.5倍といわれている。その危険性は未成年から喫煙していると5.7倍に増加する。

15.2.4　一酸化炭素

血液中では酸素はヘモグロビンと結合して各組織に運ばれるが，喫煙によって生じた一酸化炭素はヘモグロビンの250倍の結合力があり，ヘモグロビンと酸素が結合する前にほとんどの酸素と結合してしまう。このため，酸素運搬の効率が下がり，各組織や器官では酸素不足になる。例えば，胃や十二指腸の粘膜では，酸素不足のため潰瘍になる。また，歯茎も酸素不足で歯周病になる。タバコをよく吸う人の歯茎の色がよくないのはよく見かける光景の1つである。さらに，各組織や器官の酸素不足を補うために，大量の血液を送り出す必要があるので，心臓の収縮が亢進して，血圧が上がる。酸素不足が心臓に及べば，心臓の負担はさらに大きくなり，結果として虚血性心疾患の危険も出てくる。

15.2.5　生殖器への影響

タバコは生殖器へも影響を及ぼす。特に，女性への影響は重要である。まず，エストロゲンの分泌をおさえるので，不妊症や早期閉経になる可能性がある。また，妊娠中では，ニコチンが末梢血管を収縮するので，胎盤血流量が減り，胎盤系の酸素不足を起こす。その結果，流産や低体重児出産，胎児の成長不良，未熟児，早産，死産になりやすくなる。

15.2.6　ビタミンC

喫煙によりビタミンCが破壊されることが知られている。ビタミンCは，神経伝達物質の合成に必要なばかりでなく，鉄分の吸収を高め，心臓の冠状動脈血栓の予防に役立つ。しかし，喫煙によりビタミンCが破壊されると，それらの機能が麻痺することになる。通常，タバコ1本で25mgのビタミンが失われるといわれている。

15.2.7　副流煙

タバコの煙はみな同じではなく，喫煙者が直接吸い込む煙を「主流煙」と呼ぶのに対して，回りの者が吸い込む煙を「副流煙」と呼ぶ。せまい部屋などで喫煙されると，同室の者は自分の意志にかかわらず，タバコの煙を吸い込むことになる。これを「受動喫煙」という。さらに，

問題なのは，副流煙の方が主流煙よりも，ニコチンでは2.8倍，タールは3.4倍，一酸化炭素は4.7倍と，副流煙の方が主流煙よりも害が強い点である。自分の意志で喫煙している者がタバコの害を受けるのは当然としても，自分の意志で吸おうとしていない者の方が有害であるのは重大な問題である。最近，大学構内の建物内での喫煙が制限されているのはこのためである。家庭でも，子どものそばで親がタバコを吸うと，子どもは吸っている親本人よりも，悪影響を受けることを忘れてはならない。

15.3 禁 煙

15.3.1 禁断症状

もし，タバコの有害性について理解したならば喫煙の習慣を勇気を持ってやめるべきである。しかし，継続的に喫煙していた者が，喫煙をやめると，「いらいらする」「頭がボーッとする」「怒りっぽくなる」「不安になる」「集中力が低下する」などの症状が出る。これを禁断症状，あるいは離脱症状という。タバコを1日やめると，便秘になったり，めまいがしたりする。3日ぐらい禁煙を続けると，禁断症状はピークを迎え，「胸が痛くなる」「歯が浮く」「咳や痰が増える」といった症状が激しくなる。しかし，2週間ほど禁煙を続けると，このような禁断症状はみられなくなる。さらに1ヶ月禁煙を続けると，痰なども完全に出なくなり，逆にタバコを他人が吸っているとくさいと感じるようになる。

表15-6 禁煙期間と禁断症状 (戎, 2001)

禁煙期間	禁断症状
1日目	立ちくらみ，便秘
3日目	禁断症状がピーク 胸が痛くなる，歯が浮いたようになる，咳や痰が増える
2週間	完全に禁断症状が消える
1ヶ月	痰も完全に出なくなる 「タバコを吸っている人を臭いと感じる」

15.3.2 ニコチンパッチ・ニコチンガム

しかしながら，1日に何本もタバコを吸っていた人やかなり以前より喫煙の習慣を持っている人にとって禁煙はかなり苦痛で，強い意志を必要とする。完全な禁煙がつらい場合は，喫煙しなくてもある程度のニコチンを体内に摂取することにより禁断症状を軽減する方法がある。1個あたり2～4mgの微量のニコチンを含むガム（ニコチンガム）を噛んだり，ニコチンを含んだ薬を皮膚に貼り，ニコチンを皮下の毛細血管から吸収させる「ニコチンパッチ」などがある。これらを使って，喫煙時の6割程度のニコチン濃度を維持して，禁煙時の離脱症状を軽減し，禁煙を成功させる方法もある。

15.3.3 禁煙の効果が出るまでの期間

ただし，禁煙したからといって，すぐにその害を完全に消したということではない。虚血性心疾患の死亡率が喫煙者の半分になるには1年間を要する。また，肺ガン発生率が半分になるには3年間の禁煙期間が必要であるといわれている。一般に，完全にタバコの害を消し去るには10年が必要といわれている。

表15-7 禁煙期間と効果 (戎, 2001)

禁煙期間	効 果
禁煙1年後	虚血性心疾患の死亡率が喫煙者の半分
禁煙3年後	肺癌発生率が非喫煙者の4.5倍から2倍に減少
禁煙10年後	全死亡率が非喫煙者と同じになる

16章

老 化

16.1 老化の基本現象

　下の表に示した状態は老人に特徴的な内容である。このことから，このような状態になると，「老化」が始まったということになる（高石ら，1977）。

表16-1 老化の基本現象（高石ら，1977）

根気がなく疲れやすい	物忘れ	耳が遠くなる
白髪	しわ	早く寝る
老眼鏡	やせこける	排尿が頻繁に
歯が抜け始める	柔軟性がなくなる	記憶力の低下
閉経	足どりが定かでない	
自己中心的で頑固	過去の思い出をくり返す	

　これら老化の基本現象は次の4つの要因に分類して考えることができる（高石ら，1977）。

表16-2 老化の基本現象の分類（高石ら，1977）

要　因	現象例
①予備力の低下	「体力が無くなる」など
②反応の鈍化	「動作が鈍い」など
③回復の遅延	「病気がなかなか治らない」など
④再生能力の減退	「歯が抜ける」など

　一般に，人間は加齢（aging）とともに，発育発達（成長）を続け，20～25歳ごろまでに成熟し，形態的に最も大きく，機能的には頂点を迎える。しかし，その後しばらくし，徐々に形態的にも，機能的にも低下するようになる。このような退縮を「老化」と呼ぶ。したがって，「発育発達」という現象と，「老化」はともに加齢に伴う変化には違いないが，意味するところは全く異なる。

　形態的にも，機能的にもほぼ成熟しきった年齢段階を「壮年期」と呼ぶ。その後，老化が進み，退縮がある程度進むと「老人（高年齢者）」と呼ばれるようになる。では，「何歳から老人か」というと，個人差が激しく明確には決められないが，一般的には60歳くらいからを指す。

　老化の程度は個人差が激しく，先天的・遺伝的要因の影響も受ける。そして，動脈硬化のような病的要因によっても老化は進行するといわれている。それ以外に特別な原因もなく，進む老化は生理的老化といい，栄養・環境・運動などの影響による。また，運動に関しては，運動不足そのものによる退化と，運動不足によって起こる2次的病気が老化を促進させる場合がある。

　一般に，60歳以上の老人は平均6.1個の病気を持っているといわれている。その中で最も老化と関係が深いのが「動脈硬化症（高脂血症）」である。これは，血管にコレステロールが沈着し，血管の内腔を狭めたり，ふさいだりして血液の流れを妨げる病気（状態）である。そ

して，血管が破れたり，血流が阻害されると，重大な病気になる。例えば，脳の血管で起これば，脳卒中（脳出血・脳軟化）になり，心臓の血管（冠状動脈）で起これば心臓発作（狭心症・心筋梗塞）となる。現在，死因の40％の原因が脳卒中や心臓病である。特に，高脂肪食をとる欧米人では心臓病が多く，低蛋白・高糖食をとる日本人では脳卒中が多い。また，動脈硬化症は肥満や，それが原因で起こる糖尿病により発病が促進される（高石ら，1977）。

16.2 器官別老化の現象

16.2.1 眼の老化

眼に入ってきた光は角膜を通り，水晶体の働きで，眼球の裏側にある網膜上に像を結ぶ。この時，水晶体はレンズの働きをし，遠くを見る時は薄く，近くを見る時は厚くなる。この水晶体の厚さの調節は主に毛様体という筋肉によって行われる。つまり，毛様筋が収縮すると，水晶体が厚くなり，焦点が近くなる。しかし，40歳を過ぎると毛様筋が衰えて，十分に水晶体を厚くすることができなくなり，近くが見えなくなる。同時に，水晶体自身も固く，弾力がなくなり，水晶体を厚くする調節がうまくいかなくなる。これが老眼である。

また，加齢とともに，水晶体ににごりができて，透明度が下がる場合がある。これを（老年性）白内障という。

16.2.2 耳の老化

音は空気の振動として，鼓膜を振るわせ，その振動は耳小骨，そして蝸牛に伝達される。蝸牛での振動は聴神経を経て，脳に伝わる。鼓膜から，耳小骨，蝸牛までを振動伝達系，蝸牛から聴神経を経て脳に伝達される経路を神経伝達系という。これが70歳を過ぎると両伝達系に衰えが出て，音を聞き取りにくくなる。高齢になると特に高い音が聞こえなくなる。

16.2.3 皮膚の老化

皮膚は全く平らではなく，小さな丘がいくつも並んでいるような形状をしている。この丘と丘の間の谷間を皮溝という。若い時はこの皮溝が規則正しく並んでいるが老いると皮膚が乾燥し，この乾燥により皮溝に方向性が表れ，深い溝になる。これが「小じわ」と呼ばれるものである。皮膚の乾燥は，①皮脂腺からの脂（あぶら）の分泌が低下する，②汗腺からの汗の量が減少する，③角質層自体も水分保持力が低下することによる。

大きなしわは，真皮のコラーゲン繊維や弾性繊維が衰えることにより，弾力性を失い，たるむことによりできるようになる。

皮膚は最も外界と接することが多く，日光（紫外線），暑さ，寒さ，乾燥，洗剤，化粧品などの刺激を受け，皮膚の細胞の損傷も頻繁に起こる。そのため，コラーゲン繊維や弾性繊維の分解が起こり，皮膚のしわを増やす。また，メラニンが合成され，皮膚のシミとなる。

16.2.4 頭髪の老化

頭部の真上，頭頂腺の手前3cm以上に頭髪がなければ「はげ」ということになる。頭髪は全部で10万本で，1日に0.2～0.4mm程度伸び，寿命は2～7年である。また，1日50本が抜けている。加齢とともに，生える本数以上に抜けるようになり，はげになる場合がある。

16.2.5 骨の老化

骨の成分は主にコラーゲンとハイドロキシアパタイトからなるが，30歳をピークに骨量，つまり，コラーゲンとハイドロキシアパタイトが減る。結果，骨は太さは変わらないが，中身

はスカスカになるようになる。その結果，①骨粗鬆症，②腰が曲がる，③背が縮む，④大腿骨頸部の骨折などが起きやすくなる。この傾向は特に閉経後の女性に顕著である。

体内のカルシュウムのほとんどは骨に蓄えられている。血液には常に 10mg/100mℓ のカルシュウムが必要で，多過ぎると骨に貯蔵され，不足すると骨から放出される。不足する状態が長く続くと骨がスカスカになる。

常に体内から，便として 150mg，尿に 150mg 放出されるので現状を維持するためには 300mg を食物から吸収しなければならない。また，食物として食べたカルシュウムは半分しか吸収されないので，結局，2倍の 600mg を食べる必要がある。

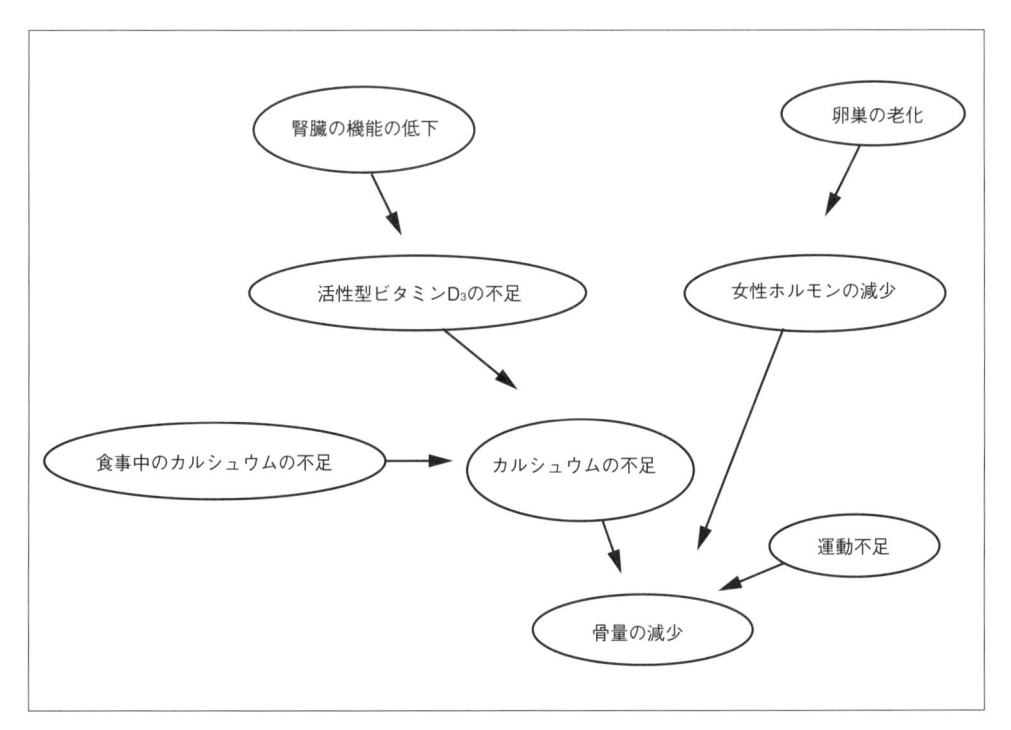

図16-1　骨量減少の因果関係（藤本, 2002）

骨量の減少は，主に①カルシュウムの不足，②女性ホルモンの減少，③運動不足などから起こる。カルシュウム不足は食事に含まれるカルシュウムそれ自体が少ないことにもよるが，カルシュウムの吸収には活性型ビタミン D_3 が必要で，その不足による場合もある。活性型ビタミン D_3 は腎機能の低下によっておこる。女性ホルモンの減少は閉経など卵巣の老化が原因である。また，宇宙飛行士や長期入院患者などのように十分な運動をしていないといくらカルシュウムを口から摂取しても体内に吸収されない。

16.2.6　歯の老化

歯は象牙質と呼ばれる材質の表面をエナメル質で覆われて作られている。さらに，歯は歯槽骨の上に存在し，歯槽骨と歯の間は歯肉と呼ばれる組織で支えられている。歯槽骨や歯肉は歯周組織と呼ばれている。老化とともに，歯槽骨では骨量が減少し，歯肉ではコラーゲンが変質したりして萎縮が起こる。そのため，歯の根元が露出して歯が抜けるようになる。歯が抜ける場合は1本単位で抜けるのではなく，まとめて抜けることになるので，歯における老化では，歯そのものの衰えよりも，歯を支える歯周組織の方が深刻な問題になる。

16.2.7 関節の老化

関節でお互いに骨が接触する場所には，弾力性に富む軟骨組織があり，クッションの役目をはたしている。これが60歳を過ぎると，軟骨の層が薄くなり，コラーゲンが変質して，本来のクッションの役目をはたせなくなり，痛みを伴うようになる。さらには炎症を起こし，関節が変形してしてしまうことがある。これは変形性関節症と呼ばれる。これは病気というよりも老化現象の1つと考えるべきである。変形性関節症は，肩よりも股関節や膝関節に多く起こる。

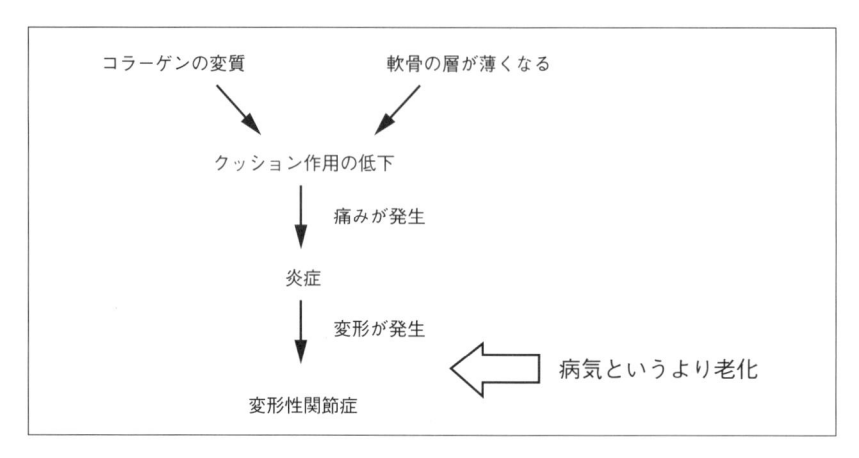

図16-2 変形性関節症の原因 (藤本, 2002)

16.2.8 筋肉の老化

筋肉は，筋繊維や筋原繊維の束であるが，老化とともに，それら筋繊維や筋原繊維の数が減少し，結果として，筋力は低下する。低下の程度は上半身は比較的少なく，脚や腰が最も著しい。

16.2.9 血管の老化

脂質を多くとり過ぎ，運動不足が続くとコレステロールが血管に付着し，血管を狭めることになる。狭い血管でも以前と同じだけの血液量を拍出するためには，高い血圧が必要となり，結果として高血圧になる。また，血管が固くなり，弾力性がなくなると，これも高い圧力を必要とするため高血圧になる。また，血管が固く，もろくなると血管が破れ，出血の原因となる。出血が心臓の冠動脈や脳血管で起こると命にかかわる重大時となる。現在60歳代で30％，70歳代では40％の者が高血圧であるといわれている。

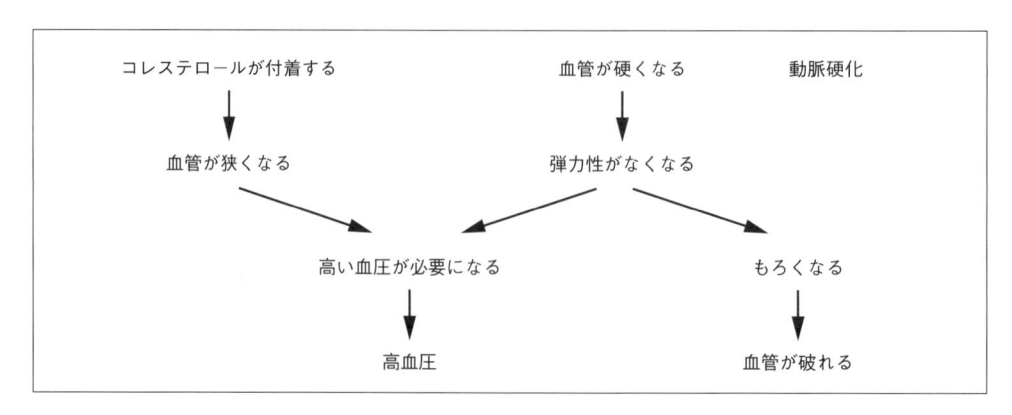

図16-3 血管の老化 (藤本, 2002)

16.2.10 呼吸循環器系の老化

　動脈硬化など血管の老化は心臓の負担を大きくし，心臓の作業量では，安静時は同じでも運動時の最大作業量が下がる。例えば，若い時は180拍/分までの運動強度が可能であるが，高齢になると，老人になるとせいぜい140拍/分が限界となってしまう。

　肺は組織全体の弾力性がなくなり，1回換気量が低下する。したがって，同じだけの総換気を維持するために回数を多くしている。したがって，老化に伴い呼吸数は増加する。走りにたとえると，ストライド走からピッチ走法に変えていることになる。

16.2.11 肝臓の老化

　肝臓はいろいろな栄養素を貯蔵したり，エネルギーを生産したり，アルコールの分解などの解毒をしたりする多機能な臓器の1つである。しかし，老化に伴い，①肝細胞数が減少する，②細胞が大きくなり，核が巨大化する，③リポフスチン（色素顆粒）が沈着するなどして機能の低下が起こる。

16.2.12 腎臓の老化

　腎臓の役目は，①不要な代謝物を尿として排泄する，②水分やナトリウムを調整する，③血圧を調整するなどである。これが老化とともに，腎臓を構成する単位のネフロンの数が減少し，反対に結合組織の割合が増加するなどして実質機能する細胞が減少する。同時に，血管が固くなり，濾過に必要な十分な血圧を確保できないことから，濾過機能が低下する。

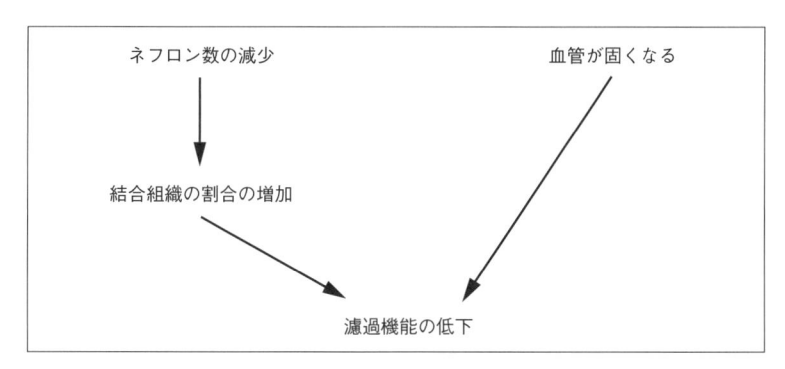

図16-4　腎臓老化の因果関係（藤本, 2002）

16.2.13 免疫機能の老化

　免疫機能とは，細菌などの異物が体内に侵入しようとすると排除しようとする防御システムのことである。免疫機能の主役はT細胞，あるいはTリンパ球と呼ばれるもので，骨髄で作られ，血管を経て，胸腺で成熟したT細胞になる。スキャモン発育曲線のリンパ型に分類される胸腺が最も活発に活動するのは10代で，20歳代では1/2の大きさになってしまい，やがて脂肪だけになる。つまり，免疫機能低下はすでに20歳以前から始まっていると考えることができる。この免疫機能低下は高齢者にとっては顕著になり，60歳代の死因のトップが肺炎などの感染症であることからもわかる。

　免疫機能が低下すると，味方組織である自己と異物である「非自己」を区別できなくなり，自分を攻撃してしまうようになる。最も典型的な事例は慢性関節リウマチで，これにかかると身体のいろいろな関節で炎症を起こすようになってしまう。

16.2.14 脳の老化

　脳の構造は，中心部の白質とそれを包むように存在する灰白質からなっている。灰白質は神経細胞本体で，白質は神経細胞から伸びる軸索などから構成されている。新生児以来，神経細胞はそれほど増えず，もっぱら白質の軸索や樹状突起のネットワークが複雑化されることにより神経機能を向上させている。年をとると物忘れなどが起こるが，脳の衰えは白質部分の変化が主な原因であり，年をとっても神経細胞の数自体は減らない。85歳の脳は60歳よりも10％程度軽いといわれており，脳の変化は主に白質の萎縮といえる。

　脳の老化が起こると，痴呆になり，「今日は何日ですか」「ここはどこですか」「何歳ですか」などがわからなくなる。痴呆の原因は脳梗塞や脳卒中が原因で起こる「脳血管性痴呆」と，「アルツハイマー病」による場合がある。アルツハイマー型の痴呆になると，多数の神経細胞が死んでいき，ベータアミロイドという蛋白質が沈着するようになる。その結果，脳に「老人斑」ができるようになる。

16.3　老化のメカニズム

16.3.1　老化の特性

　老化という現象には，好ましい変化ではない「①有害性」，あらゆる人に起こる「②普遍性」，ゆっくりと起こる「③漸進性」，もとに戻らない「④不可逆性」，身体の内部に原因がある「⑤内因性」という5つの特性がある。

表16-3　老化の特性（藤本，2002）

特　性	内　容
1. 有害性	身体にとっては好ましくない方向への変化
2. 普遍性	あらゆる人におこる
3. 漸進性	ゆっくりとおこる
4. 不可逆性	元に戻らない
5. 内因性	体の内部に原因がある

16.3.2　老化のメカニズムに関する説

　老化のメカニズムを説明しようとする試みがなされているが，遺伝子の解読に成功した現代でも，老化についてはまだまだわからないことが多い。その中でも，現在，最も注目されているのが，「プログラム説」と「傷害蓄積説」の2つの説である。

　プログラム説は，人間は生まれながらに，「発生→成長→大人→老化→死」というタイムスケジュールが身体に備わっているというもので，先天的に老化は決まっていて，人間はそのタイムスケジュールにそって老化していくというものである。もし，これが真の老化のメカニズムならば，人間は何をしても，しなくても自分の老化を止めることはできない。

　それに対して，老化については，先天的に決まっているものではなく，人間が生活をしている環境の中から，有害な物質やいろいろな傷害によって，老化が引き起こされるという「傷害蓄積説」もある。有害な物質には，放射線，紫外線，化学物質，薬品などが考えられる。これらがDNAの複製時に，塩基の組み合わせに微妙な傷害を起こし，それらが蓄積するにつれていろいろな老化現象が起こる。

16.3.3　プログラム説

　シャーレの中に細胞を1個入れ，栄養や温度など適当な環境で放置すると，細胞は細胞分裂をおこし，1個から2個，2個から4個へと次々に増えていく。細胞分裂が進み，細胞がシャ

ーレ一杯になると，細胞は分裂をやめる。しかし，その中から一部を取り出し，別のシャーレに移し替えるとまた細胞分裂を始める。ただし，このような移し替えをくり返せば，細胞分裂は無制限に起こるかというとそうではない。細胞の種類にもよるが，概ね20回が限度であるといわれている。この限度は，染色体の末端にテロメアと呼ばれる，20枚つづりの回数券のようなものがあり，これが細胞分裂を1回起こすたびに，回数券を1枚ずつ使い，20枚全て使いはたすと細胞分裂が終わると考えられている。このようなメカニズムが存在すると考えると，皮膚や肝臓などの組織で，加齢とともに，次第に実質細胞数が減ることから老化が起こるという現象を説明することができる。このプログラム説は「ヘイフリックの仮説」とも呼ばれている。これに対して，無制限に細胞分裂をくり返す細胞は「ガン」と呼ばれる。

しかし，脳などの神経細胞はほとんど細胞分裂をしない組織もあるので，細胞数の減少だけでは老化現象全てを説明することはできない（藤本，2002）。

16.3.4 傷害累積説

細胞分裂は，まず核の中の染色体23対を構成しているDNA（デオキシリボ核酸）を複製して行われる。DNAは糖と燐酸からなるデオキシリボースと4種類の塩基からつくられている。塩基は，アデニン(A)，グアニン(G)，シトシン(C)，チミン(T)の4種類だが，組み合わせはアデニン(A)とチミン(T)，グアニン(G)とシトシン(C)しか結合することはできない。組み合わせは決まっているので，2つに分かれても，一方が鋳型となって，必ず同じものが正確に複製されることになる。

さて，細胞内でエネルギー産生はミトコンドリア内でTCA回路に酸素が取り込まれ，逆に完全に酸化されると，二酸化炭素と水を最終産物としてエネルギーを産生する。しかし，中途半端な還元をすると酸素にマイナス電子を1個受け，不対電子を帯電した酸素ができる。この酸素を活性酸素（スーパーオキサイド）という。この活性酸素は，①塩基の鎖を切ったり，②塩基の部分をはずしたり，または③別の塩基にしたりして，DNAを傷つける働きをする。これにより正常な機能を果たせない細胞が生まれ，そして老化の原因となると考えられている。これが傷害累積説の根拠となっている（藤本，2002）。

16.4 細胞・組織における老化

老化を細胞や組織レベルでみてみると，細胞数の変化，細胞内の変化，結合組織の変化に分けて考えられる。

まず，細胞数の変化としては，老化が進むと繊維化が進み，同時に実質細胞数が減少する。例えば，実質肝細胞数は青年期の50％，腎臓・肺・筋でも50〜60％程度になってしまう。実質細胞数が減れば，それに応じて機能も低下する。また，細胞の外の水分量は変わらないが，細胞内の水分量は青年期の70〜80％程度になり，それに応じて，代謝に関わる組織が減少する。

そして，細胞内では，リポフスチン（色素顆粒）が増加する。このリポフスチンは細胞が活動した後の残りカスで，このため細胞の正常な代謝活動が妨げられる。また，代謝と密接な関係をもつミトコンドリアが減少，不規則な変形・崩壊をする。それに応じて，代謝も妨げられる。

また，結合組織にも変化がみられる。結合組織は，コラーゲン，エラスチン，レチクリンなど繊維性物質（蛋白質）と間質から構成されている。これらの中で，コラーゲンが加齢とともに増大し，コラーゲンの中のアミノ酸が交鎖結合し固くなる。そして，生体全体の弾力性や屈曲性が失われ，血管は固くもろくなり，皮膚にはしわを生じ，関節は動きがにぶく固くなる。

反対に，物質交換を担当する間質が減少し，物質交換の効率が悪くなる（高石ら，1977）。

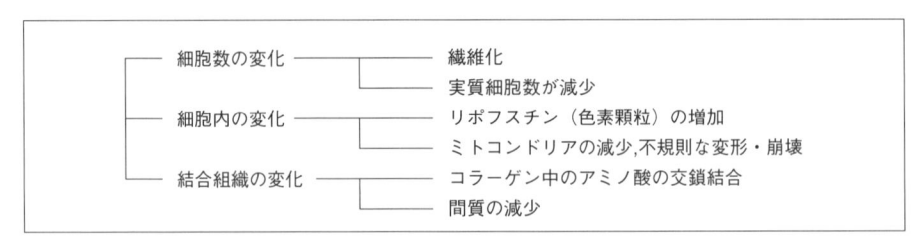

```
┌─ 細胞数の変化 ───┬─ 繊維化
│                 └─ 実質細胞数が減少
├─ 細胞内の変化 ───┬─ リポフスチン（色素顆粒）の増加
│                 └─ ミトコンドリアの減少,不規則な変形・崩壊
└─ 結合組織の変化 ─┬─ コラーゲン中のアミノ酸の交鎖結合
                  └─ 間質の減少
```

図16-5　細胞・組織レベルでの老化現象（高石ら，1977）

16.5　高齢者の心身機能

　高齢者の心身機能は一般に低下する傾向にあるが，必ずしも全ての機能が一様に低下するわけではない。機能低下が著しいものと，そうでないものがある。

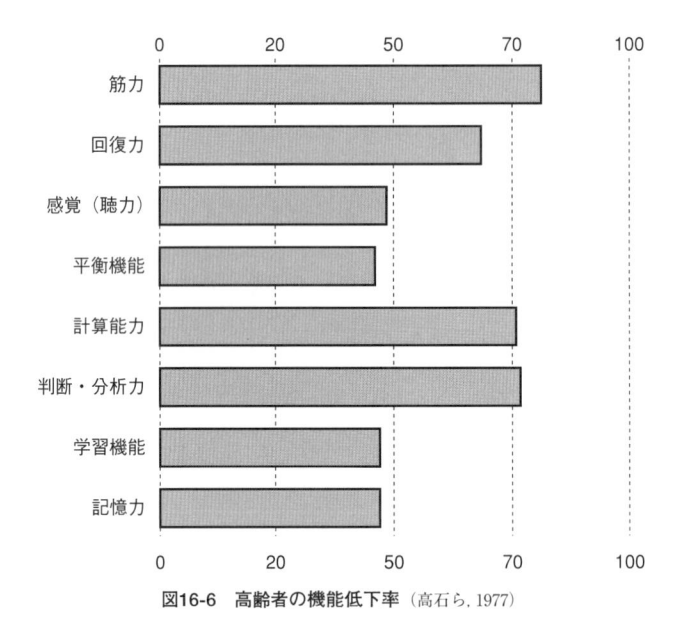

図16-6　高齢者の機能低下率（高石ら，1977）

　感覚や平衡機能の低下は著しく，よくころんだりする。病気に対する回復力の低下も著しい。また，学習機能や記憶力の低下は著しい。しかし，筋力の低下はそれほどでもなく，計算力，判断力，分析力の低下もそれほどではない。つまり，新しいことに取り組むのは難しいが，昔の経験から判断を仰ぐのは意味があるといえる（高石ら，1977）。

16.6　高齢者の体力測定

　高齢者の「望ましい体力」とは，競技者や青年期の人間とは明確に異なる。つまり，介助などなく，自立して生活を営め，社会の一員として社会生活に関われることが重要であり，人よりもどれだけ速い，強い，うまいという観点からの体力の評価は意味がない。したがって，青壮年期用の体力測定項目と同じ項目を用いた評価も望ましいとはいえない。高齢者独自の測定項目の作成が望まれる（永田，1995）。

　日本整形外科学会と日本リハビリテーション学会は「日常生活動作等評価法」（永田，1995）

を発表し，高齢者の生活能力を判断している。この評価項目は観察や問診によって判断するもので，基本動作，日常生活動作，生活関連動作から構成されている。基本動作には握る，つまむ，離す，届く，片足立ち，寝返り，座る，立つ，立ち上がる，歩く動作が自立してできるか，半分介助を受けながらなら可能か，全くできないか判断する。日常生活動作は移動，トイレ，食事，更衣，整容，入浴に関する内容で，生活関連動作には，簡単な調理，整理・整頓，洗濯，階段の昇降，交通機関の利用，話す・聞く，書く，計算・認知などの判断が含まれている。

表16-4　日常生活動作等評価法（日本整形外科学会と日本リハビリテーション学会，1980）

動作	項目	代表動作
基本動作	握る	ピンポン玉ぐらいの大きさのもの
	つまむ	紙がすぐに引き抜ける程度
	離す	握ったり，つまんだ状態から
	届く	身体の前にあるものに手が届く
	片足立ち	
	寝返り	
	座る	正座，あぐら，腰掛け，横座り，脚投げ出し
	立つ	立位保持
	立ち上がる	床から
	歩く動作	
日常生活動作	移動	いざりや四つん這いで部屋の中を移動する 家の中を移動する 屋外を移動する
	トイレ	便器に座る 後始末する
	食事	食事をする（箸，スプーン，フォーク） コップで水を飲む
	更衣	シャツを着て脱ぐ ズボンをはいて脱ぐ
	整容	ブラシで歯を磨く 顔を洗い，タオルで拭く
	入浴	タオルを絞る 背中を洗う
生活関連動作	簡単な調理	ナイフで果物の皮をむく
	整理・整頓	身辺の片づけをして簡単な掃除をする
	洗濯	洗濯機を使って，靴下や下着を洗う
	階段の昇降	二階まで階段を上がって降りられる
	交通機関の利用	バスを利用する
	話す・聞く	相手に分かる話ができる
	書く	自分の住所と名前が書ける
	計算・認知	店で買い物ができる

　また，明治生命厚生事業団体力医学研究所（永田，1995）は，日常生活の主要動作は起居動作（起きる，立ち上がる，座る，横たわる），歩行動作（歩く，走る），手腕作業（調理，縫裁，掃除），ロープ作業（更衣，入浴，整容）の4動作であるという仮定の下に，次のような生活体力測定法を示している。

　起居動作能力は，任意の高さにつるされたボールと椅子を用意し，寝た状態から，起き上がり，つるされたボールを両手でさわり，椅子に腰掛け，再度立ち上がり，ボールを再度両手でさわるまでの所要時間を計測するものである。歩行動作能力は，10mの間隔の直線コースを設け，そこに2m間隔に4つのポイントを置き，そのポイントをジグザグに歩く所要時間を計測するものである。手腕作業能力は48本のペグ（小さな棒）を別の場所に差し替える時間を計測するものである。そして，ロープ作業能力は，120cm程度のロープを片足ずつ交互にまたぎ，

背中を回す動作を3回くり返した所要時間を計測するものである。

```
生活体力測定法（体力医学研究所）───┬─── 起居動作能力
                                    ├─── 歩行動作能力
                                    ├─── 手腕作業能力
                                    └─── ロープ作業能力
```

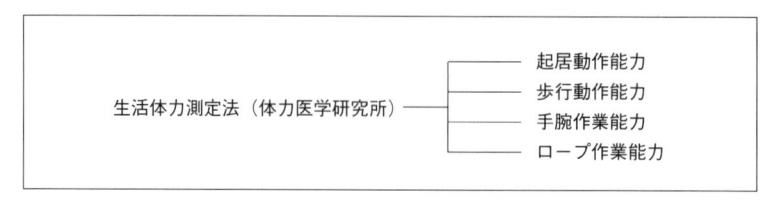

図16-7　高齢者の日常生活の主要動作（永田，1995）

引用・参考文献

青柳領　(1991)　体力測定と統計処理, 葦書房, pp.45-53.
青柳領　(1996a)　幼児の運動能力構造の加齢に伴う変化, 櫂歌書房.
青柳領　(1996b)　体力測定実習教本, 櫂歌書房.
青柳領, 松浦義行, 出村慎一, M・アンワール・パサウ, 服部隆, 田中喜代次　(1980)　「幼児の平衡運動に関する調整力の因子分析的研究―妥当なテスト項目について―」体育学研究, 25-3: 197-206.
浅見俊雄　(1977)　「サッカーと年齢」　高石昌弘, 宮下充正(編)　スポーツと年齢, 大修館書店.
浅見俊雄　(1985)　スポーツトレーニング, 朝倉書店.
浅見俊雄, 石井喜八, 宮下充正, 浅見高明, 小林寛道(編)　(1976)　身体運動学概論, 大修館書店.
Cumbee, F.Z. (1954) "A Factorial Analysis of Motor Co-ordination," *Research Quarterly*, 25-4: 412-428.
Cumbee, F.Z., Meyer, M. and Peterson, G. (1957) "Factorial Analysis of Motor Coordination Variables for Third and Fourth Grade Girls," *Research Quarterly*, 28-2: 100-108.
戎利光　(2000)　子どものからだの健康科学, 不昧堂出版.
戎利光, 戎弘志　(2001)　ライフスタイルと健康の科学, 不昧堂出版.
藤本大三郎　(2002)　老化のしくみと寿命, ナツメ社.
Gallahue, D.L. (1987) *Understanding Motor Development in Children*, John Wiley & Sons.
Garrett, H.E. (1946) A Developmental Theory of Intelligence. *American Psychologist*, 1: 372-378.
市村操一, 鴨下礼二郎, 越智三王　(1969)　「園児の体力構造の研究」体育学研究, 13-5: 235.
Ichimura, S. and Kaino, T. (1975) "A Comparative Study on the Factor Struture and Motor Ability of Japanese Children and Adolescency," *Bulletin of Faculty of Physical Education*, Tokyo University of Education, 14: 47-57.
猪飼道夫, 江橋慎四郎　(1965)　体育の科学的基礎, 東洋館.
猪又公宏, 佐貫春世, 岩崎洋子　(1970)　「幼児期の運動能力構造に関する因子分析的研究(3) ―6歳児を対象として―」体育学研究, 15-5: 49.
石井喜八, 宮下充正, 寺岡暉, 加賀谷熙彦, 金子公宥, 進藤宗洋, 福永哲夫, 手塚政孝　(1975)　運動生理学概論, 大修館書店.
岩崎洋子, 佐貫春世, 猪又公宏　(1970)「幼児期の運動能力構造に関する因子分析的研究(1) ―4歳児を対象として―」体育学研究, 15-5: 48.
加賀谷熙彦　(1977)　「競技実績と年齢」　高石昌弘, 宮下充正(編)　スポーツと年齢.
海野孝　(1972)　「小学校3年男子と高校1年男子の運動能力の因子構造の比較」　日本体育学会第23回大会, p.180.
勝部篤美, 粂野豊　(1981)　コーチのためのスポーツ人間学, 大修館書店.
金原勇　(1968)　「対象に応じたトレーニング」　猪飼道夫, 金原勇, 石河利寛, 松田岩男(編)　現代トレーニングの科学, 大修館書店, pp.164-188.
高校家庭科学習指導研究会　(1983)　高校保育, 実教出版.
Malina, R.M. and Brouchard, C.B. (1991) *Growth, Maturation and Physical Activity*, Human Kinetics Books, Champaign.
松田岩男　(1957)　「運動能力の構造」　東龍太郎(編)　保健体育学体系5　発達と体育, 中山書店, pp.151-152.
松田岩男　(1979)　体育心理学, 大修館.
松井三雄, 松田岩男, 森国太郎　(1955)　「幼児の運動能力検査に関する研究」体育学研究, 1-9: 523-532.
松浦義行　(1978)　「幼児における運動技能の発達：ボールハンディング技能について」　体育学研究, 23-2:129-140.

松浦義行　（1983）　体力測定法，朝倉書店．
松浦義行　（1975）　発達運動学，逍遥書院．
松浦義行，中村栄太郎　（1977）「基礎運動能力の発達に関する研究―4～8歳の男児について―」体育学研究，21-5: 293-303．
宮丸凱史　（1973）「幼児の基礎的運動技能におけるMotor Patternの発達(2)：幼児の立幅跳におけるJumping Patternの発達過程」東京女子体育大学紀要，8: 40-53．
宮丸凱史　（1975）「幼児の基礎的運動技能におけるMotor Patternの発達1―幼児のRunning Patternの発達過程―」東京女子体育大学紀要，10: 14-25．
宮丸凱史　（1976）「幼児の基礎的運動技能におけるMotor Patternの発達過程―Running PatternとJumping Patternについて」キネシオロジー研究会(編)「身体運動の科学～Ⅱ～身体運動のスキル」杏林書院，pp.96-114．
宮丸凱史　（1976）「走る」浅見俊雄，石井喜八，宮下充正，浅見高明，小林寛道(編)　身体運動学概論，大修館書店，pp.153-190．
宮丸凱史，生山匡　（1971）「幼児の基礎的運動技能におけるMotor Patternの発達1―幼児のRunning Patternの発達過程―」第23回日本体育学会大会号，p.240．
宮下充正　（1980）　子どものからだ，東京大学出版会．
宮下充正(編)　（1986）　一般人・スポーツ選手のための体力診断システム，ソニー企業株式会社．
宮下充正，石井喜八　（1983）　新訂運動生理学概論，大修館書店．
森田憲導　（1989）　身体発育と遺伝・環境要因，ぎょうせい．
本川弘一，浦良治　（1977）　解剖生理学入門，南山堂．
永田晟　（1995）　高齢者の健康・体力科学，不昧堂出版．
中村栄太郎，松浦義行　（1979）「4～8歳の幼児・児童の基礎運動能力の発達に関する研究」体育学研究，24-2: 127-135．
日本体育協会スポーツ科学委員会　（1983）　第9回アジア競技大会参加選手軌跡調査報告書，日本体育協会．
小野清子　（1977）「体操競技と年齢」高石昌弘，宮下充正(編)　スポーツと年齢，pp.292-303．
大国真彦　（1991）　子どもの食生活処方箋―母親に知ってほしい成人病予防の食事と生活―，南江堂．
大山良徳，小西博善　（1983）　発育発達と体力づくり，三和書房．
佐貫春世，岩崎洋子，猪俣公宏　（1970）「幼児期の運動能力構造に関する因子分析的研究―5歳児を対象にして―」体育学研究，15-5: 49．
体育科学センター調整力専門委員会　（1976）「調整力テスト実施要領及びその基準値」体育科学，4: 207-217．
高橋邦郎　（1984）「柔道の発育発達論的考察」大滝忠夫(編)　論説柔道，不昧堂，pp.276-277．
高橋種昭　（1992）「現代社会の中の子供たち」日本総合愛育研究所(編)　日本子ども資料年鑑　第3巻，KTC中央出版．
高石昌弘，樋口満，小島武次　（1981）　からだの発達，大修館．
高石昌弘，宮下充正　（1977）　スポーツと年齢，大修館．
高田典衛，松浦義行，近藤充夫，森下はるみ，吉川和利　（1977）「幼児期における調整力の生活との関連からみた構造と発達」体育科学，5: 162-182．
竹内一二美，川畑愛義，松浦義行　（1968）「幼児のための運動能力組テストに関する研究」体育学研究，13-1: 49-57．
民秋言，穐丸武臣(編)　（2003）　保育ライブラリー 保育の内容・方法を知る　保育内容健康，北大路書房．
田中越郎　（1993）　イラストで学ぶ生理学，医学書院．
Tanner, J.M.　（1990）　*Foetus into man: Physical growth from conception to maturity*, Harverd University Press.
東京都立大学身体適性学研究室　（1985）　日本人の体力標準値第3版，不昧堂出版．
津守真，磯部景子　（1965）　乳幼児精神発達診断法，大日本図書．
Wickstrom, R.L.　（1977）　*Fundamental Motor Patterns (Second Edition)*, LEA & FEBIGER, Philadelphia.
山下俊郎　（1963）　幼児心理学，朝倉書店．

事項索引

あ
アクチンフィラメント 75
アルコール性肝線維症 143
アレルギー 140
　――マーチ 140
アロメトリー 4
位相差効果 9
一卵性双生児 11
一般運動能力 92
一般型 60
運動
　――機能の分化 96
　――強度 87
　――年齢 24
HDL 130
エネルギー発生機構
　乳酸性―― 76
　非乳酸性無酸素性―― 76
　有酸素性―― 76
LDL 130
横断的測定 6
横紋筋 74

か
カウプ指数 16
過食症 126
感作 139
基礎代謝量 86
catuch-up growth 114
教育可能性 1
協応性 55
虚血性疾患 129
拒食症 126
筋持久力 55
筋線維
　速―― 75
　遅―― 75
禁断症状 146
筋力 55
形態学的年齢 3
系統発生的運動発達 17
抗原 139
　――抗体反応 139
抗体 139
　抗原――反応 139
小じわ 148

個体発生的運動発達 18
骨粗鬆症 136
骨年齢 3
混合縦断的資料収集法 7

さ
サーカディアン・リズム 132
サリドマイド 13
酸素
　――摂取量 84
　――負債 84
歯牙年齢 3
脂質 102
思春期 59
児童期 59
脂肪細胞
　褐色―― 119
　白色―― 119
脂肪酸
　不飽和―― 130
　飽和―― 130
周育 55
充実期 59
　――年齢 117
縦断的測定 6
柔軟性 55
受動喫煙 145
主流煙 145
瞬発力 55
障害蓄積説 152
小児成人病 107
食物繊維 105
除脂肪体重 69
心筋 74
神経型 60
身体組成 68
身体密度 69
伸長期 59
随伴運動 96
ストレス 141
　テクノ―― 141
ストレッサー 141
生殖型 60
成年期 59
青年期 59
生理学的年齢 3

全身持久力 55
相対発育法 4

た
胎児期 59
体脂肪率 69
蛋白質 103
長育 55
調整力 26
低出生体重児 13
統合 97
糖質 101

な
ニコチン
　――ガム 146
　――パッチ 146
2次性徴年齢 3
乳児期 59
二卵性双生児 11
能力 89

は
ハクスレーの滑走説 75
白内障 148
はげ 148
働きかけの適時性 28
発育 2
　――加速度曲線 8
　――現量値曲線 8
　――速度曲線 8
発達 2
　――可能性 1
パフォーマンス 89
反射運動 17
PWC_{170} 82
ビタミン 104
肥満 119
　かくれ―― 119
　洋梨型―― 119
　リンゴ型―― 119
標準体重 125
貧血
　悪性―― 137
　再生不良性―― 137
　鉄欠乏性―― 137

溶血性── 137
敏捷性 55
VLDL 130
幅育 55
副流煙 145
プログラム説 152
平滑筋 74
平衡性 55
変形性関節症 150
骨のリモデリング 135

ま
ミオシンフィラメント 75
ミネラル 105
無機塩類 105
免疫 139

や
ヨーヨー現象 126

ら
離脱症状 146
リバウンド 126
量育 55
リンパ系型 60
暦年齢 3
レム睡眠 132
　ノン── 132
老年期 59

人名索引

あ
青柳 領 24, 26, 27, 31-35, 37, 38, 41-47, 49-51, 56, 89, 92, 100
浅見俊雄 117
猪飼道夫 117
石井喜八 74-78, 80, 82, 84, 85
市村操一 98
Ichimura, S. 99
猪俣公宏 99
岩崎洋子 99
江橋慎四郎 117
戎 利光 57, 103, 109, 110, 119, 120, 123, 125, 126, 129-133, 136-144, 146
大国真彦 101-105, 107, 109-112, 130
大山良徳 115
オゼレツキー(Oseretzky, N. I.) 98
小野清子 117

か
海野 孝 99
加賀谷熙彦 117
勝部篤美 117

金原 勇 117
Gallahue, D. L. 27
Garrett, E. H. 94, 95
Cumbee, F. Z. 100

さ
サーストン(Thurstone, L. L.) 98
佐貫春世 99
シュトラッツ(Straz) 59
スキャモン(Scammon) 60

た
高石昌弘 1-3, 5, 8, 9, 15, 27, 28, 59-67, 70, 71, 73-75, 77, 80, 83, 85-87, 96, 116-118, 147, 148, 154
高田典衛 100
高橋邦郎 117
高橋種昭 115
田中越郎 81, 88, 104, 107
民秋 言 14, 17, 18, 21, 67, 68, 133
タナー(Tanner, J. M.) 6, 7, 10, 60
津守 真 28

な
永田 晟 154-156
中村栄太郎 98

は
藤本大三郎 149-153

ま
松井三雄 98, 99
松浦義行 2, 61, 89, 90, 97, 100
松田岩男 1, 93
Malina, R. M. 11, 13, 14, 18-22, 68, 135, 136
宮下充正 1, 28, 29, 59, 69, 106, 124
本川弘一 72
森田憲導 113

ら
ラルソン(Larson, L. A.) 100

<著者略歴>

青柳　領（あおやぎ・おさむ）
1954 年　千葉県生まれ
1977 年　東京教育大学体育学部卒業
1984 年　筑波大学体育科学研究科博士課程修了
1985 年　筑波大学体育科学系文部技官
1986 年　福岡大学体育学部講師
1993 年　福岡大学体育学部教授
現　在　福岡大学スポーツ科学部教授
　　　　教育学博士・第 2 種情報処理技術者

専門科目　スポーツ情報処理，スポーツ統計学，体力測定及び評価，発育発達老化
主な著書　『BASIC による体育情報処理入門』櫂歌書房（単著）
　　　　　『UNIX によるスポーツ統計学』九州大学出版会（単著）
　　　　　『Excel によるスポーツ統計学』九州大学出版会（単著）
　　　　　『スポーツ統計学概論』九州大学出版会（単著）
　　　　　『数理体力学』朝倉書店（分担執筆）
　　　　　『新訂　体育の測定・評価』第一法規（分担執筆）

子どもの発育発達と健康

2006 年 10 月 20 日　初版第 1 刷発行　　定価はカヴァーに
2025 年 3 月 30 日　初版第10刷発行　　表示してあります

著　者　青柳　領
発行者　中西　良
発行所　株式会社ナカニシヤ出版
　　　　〒 606-8161 京都市左京区一乗寺木ノ本町 15 番地
　　　　　　　　　　　　　　　Telephone　075-723-0111
　　　　　　　　　　　　　　　Facsimile　075-723-0095
　　　　　　　　Website　http://www.nakanishiya.co.jp/
　　　　　　　　Email　iihon-ippai@nakanishiya.co.jp
　　　　　　　　　　　郵便振替　01030-0-13128

装丁＝白沢　正／印刷・製本＝ファインワークス
Copyright © 2006 by O. Aoyagi
Printed in Japan.
ISBN4-7795-0109-1

◎本書のコピー，スキャン，デジタル化等の無断複製は著作権法上
での例外を除き禁じられています．本書を代行業者等の第三者に依
頼してスキャンやデジタル化することは，たとえ個人や家庭内での
利用であっても著作権法上認められておりません．